《助你好孕》编委会

主　编　舒　静

副主编　陈雪琴　胡勤波

编　委　（按姓氏笔画为序）

　　　　　王　力　王恩圣　史颖姣

　　　　　许幼峰　汪许红　吴科荣

　　　　　宋侃侃　张克梅　戴义波

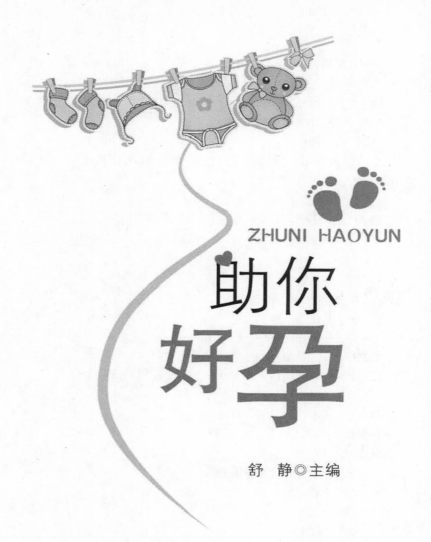

ZHUNI HAOYUN

助你好孕

舒　静◎主编

宁波出版社
NINGBO PUBLISHING HOUSE

图书在版编目（CIP）数据

助你好孕 / 舒静主编 . — 宁波 : 宁波出版社 ,2016.12
ISBN 978-7-5526-2614-8

Ⅰ . ①助… Ⅱ . ①舒… Ⅲ . ①不孕症－诊疗②男性不
育－诊疗 Ⅳ . ① R711.6

中国版本图书馆 CIP 数据核字 (2016) 第 207151 号

助你好孕

舒　静　主编

出版发行	宁波出版社	
地　址	宁波市甬江大道 1 号宁波书城 8 号楼 6 楼	
邮　编	315040	
网　址	http://www.nbcbs.com	
责任编辑	梁建建	
责任校对	苗梁婕	
印　刷	浙江开源印务有限公司	
开　本	710 毫米 ×1000 毫米　1/16	
印　张	12.75	
字　数	150 千	
版　次	2016 年 12 月第 1 版	
印　次	2016 年 12 月第 1 次印刷	
标准书号	ISBN 978-7-5526-2614-8	
定　价	35.00 元	

序

    当一对夫妻幸福地走入婚姻的殿堂，拥有一个健康而聪明的宝宝便成为他们的心愿，而不孕不育正在吞噬着部分家庭的幸福。

    随着现代医学的迅猛发展，人们对不孕不育的病因有了越来越清晰的认识，有关的检查和相应的治疗也给不孕不育患者送去了希望。

    而一切知识的价值都在于应用，知识只有通过实践和思考才能转化为解决实际问题的工具。《助你好孕》是一本详细介绍生育知识的医学图书，作者均系服务于临床一线的实践者，他们有坚实的理论知识，又有丰富的临床实践，更了解患者的痛苦；他们利用有限的业余时间编写此书，旨在帮助那些需要帮助的患者。全书内容针对性强，相信会给不孕不育患者很好的就医指导和帮助，同时给对不孕不育领域感兴趣的广大医务工作者提供知识索引。希望更多的读者能从本书中受益。

张宜生

2015 年 11 月 6 日

轻松备孕

答疑解难

监测排卵

老公必看

手术治疗

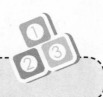

影像解读

用药解读

检验解读

辅助生育

科学孕育

中医帮忙

护理保养

前　言

　　年轻夫妇步入婚姻的殿堂后，都希望孕育一个健康、聪慧的宝宝。有些备孕的夫妻对怀孕前的准备工作很重视，而有些直至孕后才发现自身或胎儿有异常情况，甚至母亲出现严重的并发症才就医检查。其实有些不良妊娠结局是可以通过孕前检查、孕前保健及相应的治疗加以避免的。随着二胎政策的开放，一些已不再年轻的母亲也希望生二胎，有的不顾自身条件铤而走险，甚至为此付出了生命的代价。因此孕前的检查和准备尤为重要，有些罹患疾病，不适宜再生育的，应果断放弃生二胎的决定。

　　随着社会发展带来的生活节奏的加快、工作压力的增大、结婚生育年龄的推迟、环境的污染，人类生育能力逐渐下降，不孕不育比例上升，据世界卫生组织统计，不孕的概率达到 10%~15%。不孕不育就医人数在不断增加，有些医院甚至可以用"人满为患"来形容。如何帮助这些病人正确就医、配合医生治疗，让他们少走弯路，是编写本书的宗旨和目的。本书各章节根据不孕不育涉及的相关领域，如妇科、产科、男科、中医科、护理影像学检查、实验室检查等进行系统编写，同时对病人就医时经常遇到的疑惑进行详细解答。20 余年来，有关各种辅助生殖的新技术、新方法不断涌现，给不孕不育患者带来了信心和希望，书中对这方面知识也进行了介绍。

　　本书参考了国内外的相关医学书籍和杂志，内容通俗实用。希望备孕的夫妇和不孕不育患者通过阅读本书，能掌握就医时的关键点，达到事半功倍的效果；也希望本书能够为医生向病人科普优生优育及生殖内分泌知识提供参考。

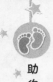

　　祝愿每位患者都能好"孕"。

　　参与本书编写的人员均系从事临床一线工作的医护人员，由于编写时间紧，有不足之处请各位同行和广大读者予批评和指正。

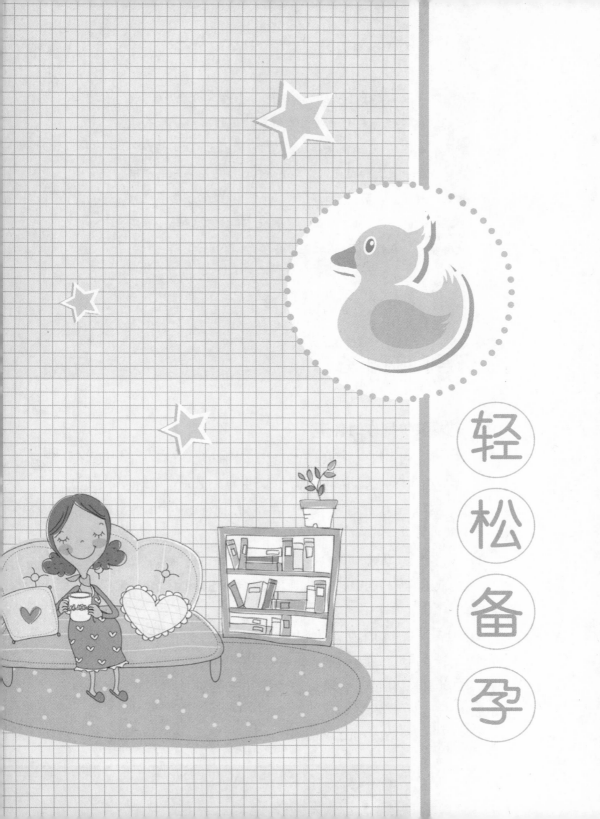

轻松备孕

从少女到妻子，从结婚到怀孕，从怀孕到分娩……所有的这些过程都是女性人生中所要经历的重要转折或升华。从准备怀孕，出现早孕反应，到宝宝出生，准妈妈们将经历生命中最大的变化。家庭中的"大丈夫"，在此过程中起到同样重要的作用，如何安慰妻子、积极配合妻子应对孕期出现的变化，同时做好角色转化，维护家庭和谐，可谓大有学问。在怀孕之前，相关准备工作，你做好了吗？

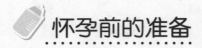

怀孕前的准备

第一步：保护好你的种子

（1）好的生活习惯可以延缓卵子的老化。不抽烟、不喝酒、不熬夜，有规律地作息。在办公室里以在电脑前办公为主的女性，应经常站起来走走。生活作息不规律、压力过大都可能对受孕不利，而且在怀孕后容易造成自然流产。

（2）避免多次流产的伤害。子宫就如同孕育生命的土壤，如果反复流产，有可能会造成土壤贫瘠，无法受孕。所以，如果不想马上怀孕，一定要做好避孕工作。

（3）各项避孕措施的注意事项。如果采用屏蔽工具避孕，一旦停止使用，要做好孕前检查后方可准备怀孕。如果服用避孕药或使用宫内节育器，备孕前2～3个月经周期停止使用，给身体留出充足的时间恢复正常的月经周期后，再受孕。

（4）远离辐射。对于生活中或是工作中经常接触到化学物质、超强电磁波辐射或 X 线等的夫妻，在备孕期间应该要注意避免这些有害物质，尤其是女性朋友，在备孕期间不要去染发，或者进行微波操作工作。

（5）积极治疗身体存在的一些疾病。根据国内外研究报道，35 岁以上的女性患各种疾病的概率增大，不仅会影响受孕，在妊娠后女性自身和胎儿的健康也会受到很大影响。因此，怀孕之前一定要先行孕前检查，积极地治疗已知的疾病，经医生评估认为可以怀孕了，再准备怀孕。

第二步：提前做好营养准备

（1）饮食均衡，合理补充矿物质和微量元素

要养成良好的饮食习惯，吃东西要多样化，不偏食，不忌嘴。补充营养要遵循科学、合理的原则，应特别注意适量优质蛋白质、矿物质和维生素的摄入。合理补充叶酸，孕前 3 个月就应开始服用叶酸。

（2）戒烟酒

酒精进入人体内，会引起人体的染色体畸变和基因突变，可能会使胎儿的发育受到很大影响，酒后受孕出生的孩子可能会出现智力发育不良、精细动作障碍以及各种各样的畸形，如小眼睛、兔唇、短腿、先天性心脏病等。香烟中的尼古丁有降低性激素分泌和杀伤精子的危害，它会影响生殖细胞和胚胎的发育，造成胎儿畸形。因此，准备怀孕的夫妇不要饮酒吸烟，要多吃新鲜的水果蔬菜，多喝水。

（3）减少咖啡因的摄入

咖啡、可可、茶叶、巧克力和可乐型饮料中均含有咖啡因。男性长期饮用上述饮料，会杀伤精子，从而影响男性的生殖能力，受伤的精子一旦与卵子结合，可能会导致胎儿畸形或先天不足。女性长期喝可乐容易患不孕症。备孕女性与孕妇应尽量少饮用此类饮品。因此，为了优生优育，想要宝宝的夫妻们最好远离咖啡、可乐等饮料。

第三步：保持合理体重

女性过了 30 岁，很多人容易发胖，这时有意识地保持正常的体重对于做个健康的准妈妈也是非常重要的。大量辅助生殖治疗周期的数据显示，肥胖患者治疗周期所需促性腺激素剂量增加，即便是有相同数目的生长期卵泡，肥胖者获卵数及成熟卵子数仍比正常体重的女性少，由此可见肥胖可能是造成卵子成熟障碍的相对独立因素。当然，也不要过度减肥。

第四步：进行健康评估

对于准备怀孕的夫妻，需要做一次全面的体格检查，看看有无遗传病，或是一些影响生育的传染性疾病和慢性疾病，如肝炎、梅毒、高血压、糖尿病等。这也是维护夫妻双方生殖健康，培育健康宝宝的最基本的行动。另外，通过孕前检查，如果发现有影响怀孕的疾病，也可以尽早进行治疗。

第五步：消灭心理压力

心理压力大往往使女性神经紧张，造成子宫肌肉异常收缩，胚胎不能正常着床。女性如果长期处在精神紧张的情况下，会严重影响内分泌，这也是有的人在精神松弛后就意外怀孕的原因。另有报道称，女性怀孕期间的心理状态与情绪变化，可能会影响孩子成年后性格的形成及心理素质的发展。由此看来，怀孕期间女性的心理状态不仅影响着自身，而且对孩子也有直接影响。专家指出，做好孕前检查，注意调理身体，消除紧张心理，放松心情，这样才有可能孕育一个健康的宝宝。

孕前如何补充叶酸

孕前3个月开始补充叶酸或含叶酸的复合维生素每日剂量为0.4～0.8mg，并持续至怀孕期前3个月。

神经管畸形是最常见的新生儿缺陷之一，孕妇叶酸缺乏是引起胎儿神经管缺陷的主要原因，神经管的闭合发生在胚胎发育的3～4周。开始补充叶酸4周后，体内缺乏叶酸的状态才能改善，所以建议在孕前3个月或至少在孕前1个月开始补充叶酸，才能达到较理想的效果。

叶酸缺乏也会引发巨幼红细胞性贫血、子痫前期和胎盘早剥等妊娠期并发症。研究发现，孕妇补充叶酸能减少其胎儿患先天性疾病如心血管畸形、肢体缺陷，儿童癌症，如白血病、脑肿瘤、神经母细胞瘤等的风险。

有高危因素的妇女，如家族中或本人有神经管缺陷妊娠史、Ⅰ型糖尿病、癫痫服用丙戊酸钠或卡马西平、孕前采用避孕药避孕等，孕前3个月至妊娠10～12周叶酸服用量应增加到4mg/天，随后叶酸服用量减少到0.4～0.8mg/天，至产后4～6周或母乳喂养结束停止。

 ## 备孕知识问答

1. 准妈妈、准爸爸在怀孕前为什么要进行体检

孕前检查的目的之一，是要发现不宜妊娠的疾病，同时请专科医生综合评价后做出是否能妊娠的决定。

通过体检可评估计划妊娠夫妇的健康状况，若存在健康问题，可在孕

前改善夫妻健康状况，减少或消除导致出生缺陷的危险因素，预防出生缺陷发生，提高出生人口素质；降低或消除母亲不良妊娠结局。孕前体检是当前孕前保健的重要内容，是孕期保健的前移，孕前的认真准备是获得良好妊娠结局的基础。

如果准妈妈、准爸爸在孕前体检时发现高血脂、高血糖、甲状腺功能异常或高同型半胱氨酸血症等情况，需提前治疗，因为这些异常状况可引起流产、胎儿畸形，甚至导致妊娠期严重并发症，危及母胎安全。因此孕前准备非常重要。

对有遗传病、传染和慢性疾病而准备妊娠的妇女，专科医生应予以评估和指导。

2. 如何能怀上健康的宝宝

年轻的父母都梦想拥有健康、聪明、漂亮的孩子，这主要取决于孕前良好的准备。如孕前 3 个月戒烟、戒酒，合理搭配膳食，锻炼身体，放松心情，此外，最好于孕前 3 个月夫妻双方口服复合维生素片及叶酸，这样有益于产出优质的精子和卵子，在一定程度上可以达到预防新生儿出现缺陷的目的。女性生育的最佳年龄是 25 ~ 30 岁，母亲年龄大于 35 岁，出现先天缺陷儿的概率会增加。年轻人要合理安排自己的工作和生活，不要错过最佳生育年龄。

3. 何时性生活容易受孕

女性每月排卵一次，在排卵日性生活最容易受孕。那如何确定自己的排卵日呢？可以先进行自我监测，如基础体温的测定及观察两次月经中间的阴道分泌物，如白带增多，出现似蛋清样白带，可见有拉丝；还可以用测排卵的试纸，如显示阳性，即预示即将排卵，可以安排性生活。如上述方法难以掌握，可以到医院请医生帮助，进行超声监测排卵，把握最佳受孕时间。

4. 如何进行基础体温测定

基础体温又称静息体温,通常指一昼夜间的最低体温。经过 6 ~ 8 小时的充足睡眠后,清晨尚未起床活动前测得的体温为基础体温,须用水银体温计,放于舌下 5 分钟。从月经来潮第一天开始,应每天测量并记录至下一次月经来潮。最好测量 3 个月经周期,这样才能较准确地反映排卵情况。

排卵后,形成的黄体会分泌孕酮作用于中枢神经系统的体温调节中枢,从而使体温升高,通常排卵后体温上升 0.3℃ ~ 0.5℃,持续 12 ~ 14 天,如未怀孕,黄体萎缩,孕酮下降,月经来潮,基础体温下降。相反,则基础体温持续上升,连续上升超过 18 天则可诊断怀孕。另外排卵后体温上升不足 12 天,称为黄体不健或黄体功能不全,容易引起自然流产。

5. 测量基础体温要注意什么

(1)最好用水银体温计。

(2)睡前将体温计甩到低点,放在床旁。

(3)规律作息,通常保证睡眠 6 ~ 8 小时以上。

(4)晨醒后不要起床和活动,将体温计放在舌下测量 5 分钟。

(5)感冒、饮酒、迟睡、失眠等将会影响体温,应注明。

(6)要每天测量并及时记录。

6. 如何观察透明白带

月经周期规律(如 28 天左右)的妇女,在月经周期的第 10 天以后阴道分泌物会逐渐增多,近第 14 天左右会最多。擦拭阴道分泌物时可观察,如分泌物呈白色透明状,拉开如蛋清,最长可达 10cm,预示排卵

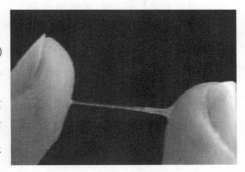

透明白带

即将发生，此时测排卵试纸，结果往往会呈现阳性。目前，测排卵半定量试纸能更准确地反映体内的 LH 水平，显示出的数值与测血中的 LH 水平很接近，LH 达到高峰预示很接近排卵，在此时期性生活最易受孕。

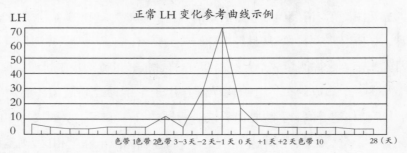

正常 LH 变化参考曲线示例

7. 性生活后多久能测出自己怀孕

一般最早在排卵日后 8～9 天进行血 β–HCG（人绒毛膜促性腺激素）测定就能查出是否怀孕，有些则在 14 天以后，基础体温上升 18 天不降，即可确诊怀孕。但还需追踪检查，定期检测雌激素、孕激素及 β–HCG，并做 B 超检测孕囊位置，确定是宫内还是宫外孕。近年来自然流产增多，有些疾病容易引起流产，因此此类患者需动态监测上述三种激素的变化，以便及时判断是否需要保胎或制订保胎方案。目前对孕期雌、孕激素监测有争议，有些专家认为没必要，但根据我们的经验雌激素水平的高低对妊娠结局有指导意义。

8. 不宜妊娠的疾病有哪些

女性有以下疾病不宜妊娠：

（1）心脏病变严重、心功能Ⅲ–Ⅳ级、肺动脉高压、右向左分流型先天性心脏病、严重心律失常、风湿热活动期；

（2）肝硬化失代偿；

（3）慢性肾脏疾病伴严重高血压、蛋白尿、肾功能不全；

（4）糖尿病并发严重肾病、心脏病、增生性视网膜病变或玻璃体出血等；

（5）重度再生障碍性贫血病情未缓解，自身免疫性贫血合并血小板减少（Evans 综合征）；

（6）精神病急性期；

（7）危及生命的恶性肿瘤；

（8）其他严重内科疾病。

9. 孕前为什么要检查甲状腺功能

　　甲状腺激素是维持胎儿正常生长发育不可缺少的激素之一。妊娠第11周前，胎儿不能合成甲状腺激素，妊娠第12周后，即妊娠第4～6个月，胎儿甲状腺才开始合成甲状腺激素。在此之前，胎儿大脑结构发育主要依赖于母体的甲状腺激素。因此，母体甲状腺激素水平的高低对胎儿大脑及全身发育均有很大影响。据国内外文献报道，妊娠合并甲状腺功能减退症和亚临床甲状腺功能减退症的发病率较高，对妊娠结局和后代发育将产生严重影响，可能导致妊娠期高血压、贫血、流产、早产、低体重儿，甚至造成后代智力水平降低。此外，若孕母患有甲状腺功能亢进则易发生妊娠高血压病、早产、死胎、胎儿宫内发育迟缓、胎儿宫内窘迫、新生儿呼吸窘迫，最严重的会引起母亲心力衰竭、甲亢危象。为保障母亲妊娠安全及减少新生儿出现缺陷，孕前进行甲状腺功能检查是很有必要的。

　　调查发现，妊娠合并内科疾病中，甲状腺疾病排第1位，仅次于妇科疾病（可能存在地区差异），有一部分育龄妇女两种疾病同时存在。甲状腺功能减退症和亚临床甲状腺功能减退症由于缺乏典型的临床表现易被忽视，甲状腺功能的抽血检查是发现亚临床甲减的唯一途径。若在孕前未能进行甲状腺功能检查，将可能导致不良妊娠结局和新生儿智力方面的异常。妊娠期间由于母体的生理改变，机体的甲状腺激素水平将出现一系列适应性变化，妊娠早期孕妇体内促甲状腺激素（TSH）水平明显降低，比非孕妇女降低30%～50%，这将掩盖部分孕前便有亚临床甲状腺功能减退而未能及时发现的人群。并且，怀孕后亚临床甲减的甲状腺功能会进一步降低。因此建议对计划妊娠及妊娠妇女进行甲状腺功能及抗体常规检测，以便及早发现甲状腺功能异常并进行治疗，从而降低不良妊娠发生，达到优生优

11

轻松备孕

育的目的。

为什么高同型半胱氨酸（Hcy）血症者暂时不能怀孕

现在已经证明 N5 - 甲基四氢叶酸转甲基酶的缺陷，在体内叶酸缺乏的情况下，可以引起同型半胱氨酸浓度的明显升高。

近年来大量研究发现，血浆中 Hcy 水平升高与习惯性流产、妊娠高血压病、胎盘早剥、胎儿生长受限、胎儿畸形、死胎、早产、低体重儿等的发生密切相关。神经管缺陷患儿母亲体内叶酸水平低，Hcy 水平较高。高同型半胱氨酸血症是一个诱发多种疾病的危险因子，与血管疾病有密切的关系，尤其是心血管疾病，是一个新的重要的独立危险因素。

当 Hcy 水平升高时，容易被氧化生成同型半胱氨酸化合物，同时产生过氧化氢和超氧离子等自由基，损伤血管内皮细胞，由于内皮细胞长期暴露于较高水平的 Hcy 中，导致细胞释放一氧化氮产物减少，内皮细胞介导的血小板抑制作用减弱，血小板黏附聚集，而且 Hcy 晶体导致血管疾病，血浆 Hcy 水平轻度升高就可能导致一系列的血管损害。大量研究证实了妊高征患者血浆 Hcy 含量明显升高，血浆 Hcy 水平与胎盘血管疾病的发病有关，Hcy 是胎盘血管疾病的独立危险因素等等。

高同型半胱氨酸血症的防治是多方面的，最常用、最经济、最有效的方法是补充叶酸、维生素 B_{12}、维生素 B_6。因此应当在患者的饮食中增加叶酸、维生素 B_{12}、维生素 B_6，水果、蔬菜是维生素的重要来源，对于降低孕产妇及围产儿发病率及死亡率意义重大。

备孕二胎前注意事项

　　孕育二胎妈妈的年龄普遍比生第一胎妈妈的年龄大，尤其是二胎政策开放不久，很多备孕二胎的妈妈已过了最佳生育年龄，有些已经超过35岁，有些甚至已过40岁。妈妈们面临很多尴尬处境或选择，她们要承受更多压力：工作上的压力；养育两个孩子的压力；又到了"上有老下有小"的年龄，承受的辛苦远比生第一胎时多。在这些妈妈身上，内分泌紊乱情况时有发生，有些可能还罹患高血压、糖尿病等内科疾病，而自己并不知晓。因此在怀孕前进行全面细致的健康检查，对健康状况进行评估，并针对检查状况对机体状态进行合理调整，是备孕二胎前的必修课，也是优生优育的前提和基础。那么备孕二胎前需要注意哪些问题呢？

1. 需要评估身体内分泌情况

　　内分泌检查主要包括卵巢机能、甲状腺功能、胰岛素功能的检查。二胎妈妈生育能力的鼎盛期已经过了，孕前检查需要检查卵巢的储备机能（主要查性激素六项），如果更仔细还可以检查抗缪勒氏管激素（AMH）。另外随着年龄的增长，一些人的甲状腺功能发生了隐匿性变化，如甲亢、甲减。而甲状腺激素是孩子发育的"智力激素"。甲状腺功能（主要查促甲状腺激素、甲状腺抗体等）异常，会影响孩子的发育。近几年研究发现，甲状腺功能异常可以导致不孕、流产等。还有一些备孕二胎的母亲由于缺乏运动和营养过剩逐渐发胖，产生了胰岛素抵抗，患有临床前糖尿病，因此也要予以筛查（主要查空腹和餐后2小时血糖和胰岛素，或进行糖耐量试验）。

2. 前 10 年国内剖宫产比例高,目前备孕二胎的妈妈许多第一胎是剖宫产,她们的子宫愈合得怎样

由于早前剖宫产的居高不下,剖宫产后瘢痕妊娠比例增加,这种情况相当危险!因此备孕前要检查看看子宫瘢痕愈合得好不好,与第一胎的间隔时间够不够。一般间隔时间最好 2 年以上。

3. 二胎高龄妈妈常见病

随着年龄的增长,一些女性 20 多岁时比较少见的疾病会逐渐找上准备生二胎的妈妈们,如子宫肌瘤、肌腺症、子宫内膜异位症等。这些需要在孕前予以明确,有些需在孕前进行治疗。

4. 高龄准爸爸也需配合孕前检查

要关注高龄准爸爸对下一代的影响。准爸爸们在妻子怀孕前也要进行"孕前"检查,对全身健康状况进行评估,如检测肝功能、血糖血脂和同型半胱氨酸水平,上述指标的异常,对精子也会有一定的不良影响,在备孕前也最好一并调整,使机体达到最佳状态。

 备孕二胎妈妈孕前要做哪些准备

(1)提前 3 个月口服叶酸及多种维生素,可以在一定程度上预防神经管畸形儿的出生。

(2)锻炼身体,增强体质,超重者需要减肥。

(3)有生殖器官炎症者,如阴道炎、子宫炎、附件炎的需要先治疗。

(4)有内分泌异常,甲减、糖尿病等患者,需要调整后试孕。

（5）有子宫肌瘤、卵巢囊肿者，需去妇科就诊，看是否需要手术及能否试孕。

（6）调整情绪、安排好工作和生活。

（7）曾经生育过不健康孩子的妈妈。首先应明确上一个孩子的病因是否有遗传性，如果是遗传代谢病或者染色体基因病等，可以在此次孕期进行产前诊断。孕早期绒毛活检和孕中期羊水穿刺都是可以选择的方法，同时于孕12周左右、孕20周及孕24周行超声检查，以防又生出一个不健康的孩子。

（8）如果年龄已经满35岁，考虑到二胎妈妈往往年龄较大，孕后要进行产前诊断羊水穿刺检查。

（9）合并有高血压、糖尿病、慢性肾病、红斑狼疮、心脏病等的二胎准妈妈，怀孕前一定要控制病情，医生认为病情允许，方可怀孕。孕后病情往往会加重，很难坚持到足月生产，因此也应该在孕前做好咨询和检查。有合并症的孕妇在进行孕期保健时，最好选择医疗水平比较高的综合性医院就诊。

（10）我国的剖宫产率比较高，对于第一个孩子选择剖宫产方式生育的女性，生第二个孩子时，就会麻烦一点，怀孕后就要立刻到医院确认，看看受精卵是不是长在剖宫产瘢痕的位置上，如果是的话，必须终止妊娠。同时，有剖宫产史的妇女在再次妊娠中发生前置胎盘、胎盘植入、子宫破裂等的风险也明显增加，孕期要定期超声评估胎盘与子宫瘢痕切口的关系、子宫瘢痕的厚度及形态，以便及时发现异常情况，进行及时治疗。

 # 备孕二胎妈妈需要做哪些孕前检查

1. 基本项目（必须做）

与备孕第一胎同样，血常规、尿常规、肝肾功能、血糖、乙肝、丙肝、艾滋病检查，梅毒筛查，因为这些异常都可以通过胎盘传给宝宝。妇科检查、宫颈 TCT（新柏氏液基细胞学检测）或巴氏涂片、经阴道 B 超。

2. 建议做的项目（可以根据自身情况进行筛选）

（1）宫颈人乳头瘤病毒（HPV）、白带常规检查，以及支原体、衣原体等感染项目的检查。

（2）风疹病毒、巨细胞病毒、弓形虫、单纯疱疹病毒等的检查，因为如果在孕早期感染这些微生物有可能使胎儿致畸。如果体内没有风疹病毒抗体，最好在孕前半年接种风疹疫苗，预防孕期感染。

（3）内分泌项目检查：激素六项、甲状腺功能三项、肥胖者查空腹胰岛素和 2 次血糖（空腹、餐后 2 小时）。

（4）乳腺 B 超、甲状腺 B 超、肝肾超声检查。

（5）有内科疾病特别是第一胎为高危妊娠的想备孕二胎妈妈，需做有关内科疾病方面的检查，比如心脏病、高血压病、糖尿病、肾病、系统性红斑狼疮等疾病的检查。

（6）有不良孕史者需要去优生或遗传门诊咨询。有些人需要在医生指导下做相关方面的检查。

（7）丈夫精液检查：精液常规、精子形态及精子 DNA 碎片率。

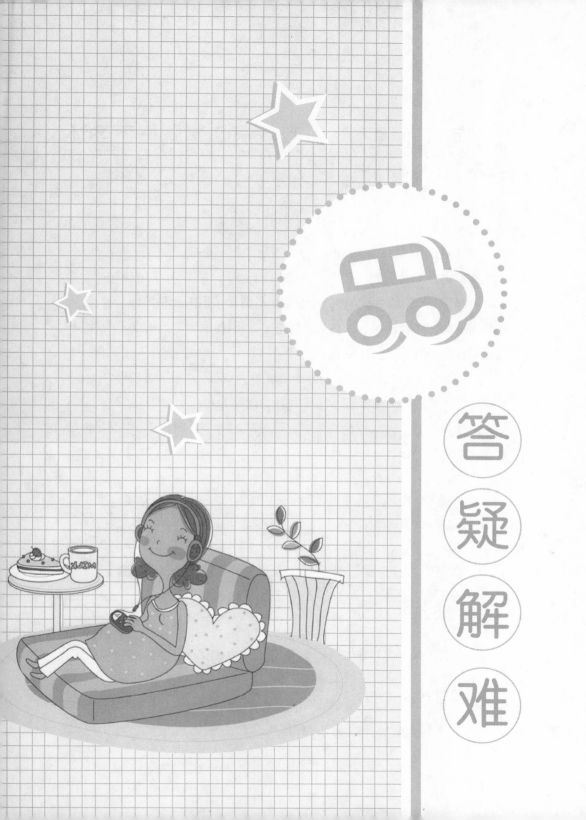

答
疑
解
难

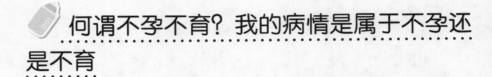

何谓不孕不育？我的病情是属于不孕还是不育

不孕不育 (sterility infertility)，分为不孕症和不育症。

育龄夫妇双方同居 1 年以上，有正常性生活，在没有采用任何避孕措施的情况下，未能成功怀孕称为不孕症。虽能受孕但因种种原因导致流产、死胎而不能获得存活婴儿的称为不育症。因男性原因导致配偶不孕者，称男性不育症，习惯称男性不育。

不育症虽不是致命性疾病，但会造成个人痛苦、夫妇感情破裂、家庭不和，是全世界的一个重要医学问题和社会问题。解决不孕不育、推行节育是我国计划生育和人口控制政策中不可分割的两个方面，应当引起足够的重视。

正常夫妇受孕所需时间

正常性生活未避孕时间	受孕机会
1 月	20% ~ 25%
3 月	57%
6 月	72%
12 月	85%
24 月	93%

多数人在有规律的性生活后 1 年会自然受孕，当今社会，生活节奏快，结婚年龄普遍推迟，年轻的夫妇如在婚后 1 年不孕，应及时就医。高龄结婚者应积极及早就医，结婚后 3 ~ 6 月不孕，就应该进行排卵监测等一系列检查，别等卵巢功能开始减退才到医院就诊。

不孕不育的原因有哪些

要治好不孕不育，就要找到病因，将疾病的源头去除，下面来分析一下哪些情况会造成不孕不育。

从女性形成健康的卵子并由输卵管拣拾，到男性精子经过女方的阴道、宫颈、宫腔，进入输卵管并与卵子结合，形成受精卵，最后受精卵发育形成胚胎，进而在宫腔内着床，这其中任何一个环节出现问题，都可能造成不孕。

据流行病学调查，其中男性因素约占 40%，女性因素约占 40%，双方因素占 10% ～ 20%，但是仍有 10% ～ 15% 是不明原因。1990 年世界卫生组织的调研报告显示：育龄夫妇的不孕不育率为 8.3% ～ 14.3%，我国平均为 10%，并有上升趋势。

导致女性不孕的原因主要有：

（1）阴道因素。因阴道闭锁或阴道中隔等先天因素引起性交障碍或困难，从而影响精子进入女性生殖道。再者，由于霉菌、滴虫、淋球菌等感染造成阴道炎症改变了阴道生化环境，降低精子活动力和生存能力，从而影响受孕机会。

（2）宫颈因素。宫颈狭窄、息肉、肿瘤、粘连等均可影响精子通过；宫颈糜烂，其炎性渗出物有杀精作用；宫颈黏液中存在抗精子抗体，不利于精子穿透宫颈管或使精子失去活动能力。其中需要引起注意的是未婚先孕或婚后草率决定人工流产所致的宫颈粘连，尤其是反复人流更容易造成这一严重合并症，把精子拒于宫颈口之外。宫颈管的先天性异常可伴有月经异常或痛经，有些患者在初潮后出现症状就需去医院检查。而淋球菌等所致宫颈炎则是通过性生活感染的，常导致宫颈管闭锁或狭窄。宫颈内口松弛症是引起习惯性晚期流产而致不育的常见原因之一。当妊娠月份增大，胎囊重量增加超过宫颈管的承受能力时，颈管扩张，胎囊鼓出并破水，胎儿及胎盘相继排出，常发生在妊娠3个月以后。

（3）子宫因素。先天性无子宫、幼稚型子宫及无宫腔的实性子宫等发育不良或畸形子宫都会影响女性的生育能力。子宫后位或严重后屈、子宫内膜炎症、宫腔粘连都是造成不孕的原因。约75%的子宫内膜异位症患者有不孕史，这是因为它会引起子宫后位粘连，活动差，也可引起输卵管粘连，导致蠕动能力下降。

（4）输卵管因素。输卵管过长或狭窄，输卵管炎症引起管腔闭塞、积水或粘连，均会妨碍精子、卵子或受精卵的运行。输卵管疾病可占女性不孕的25%，是不孕的重要原因。造成炎症的疾病包括结核、内膜异位症、滴虫、淋病及其他病原菌感染。阻塞的输卵管有些可以通过通液、微创手术获得再通，输卵管积水可通过宫腹腔镜造口手术再通，否则需采用"试管婴儿"（体外受精和胚胎移植）技术帮助患者获得妊娠机会。

（5）卵巢因素。卵巢内滤泡发育不全、不能排卵并形成黄体、卵巢早衰、多囊卵巢综合征、卵巢肿瘤等影响卵泡发育或卵子排出都会造成不孕。

（6）内分泌因素。下丘脑发育成熟不全或下丘脑中枢成熟延迟，使下丘脑—垂体—卵巢轴三者之间的调节不完善，于是表现为无排卵月经、闭经或黄体功能失调，这些都是不孕症的可能原因。另外，甲状腺功能亢进或低下，肾上腺皮质功能亢进或低下也能影响卵巢功能并阻碍排卵。

（7）先天性因素。有严重的先天性生殖系统发育不全的病人常伴有原发性闭经、性染色体异常。例如特纳综合征、真假两性畸形、染色体异常造成的习惯性流产等。

（8）全身性因素。营养障碍、代谢性疾病、慢性消耗性疾病、单纯性肥胖等。服用生棉籽油、有毒化学试剂，长期接触放射线、微波等。

（9）精神神经因素。植物性神经系统功能失调、精神病、环境性闭经、神经性厌食、假孕等均可引起不孕。

（10）其他免疫性不孕。血型不合，如 Rh 因子或 ABO 溶血造成的习惯性流产或死胎。

导致男性不育的原因，详见男性篇。

什么是不明原因不孕

免疫因素、排卵监测、输卵管通畅性检查、宫腹腔镜检查和男性精液检查均未发现异常，可诊断为不明原因不孕，如未进行宫腹腔镜检查则不能诊断为不明原因不孕。此类不孕需通过辅助生育技术助孕。

如何评估卵巢功能的好坏

卵巢在女性的一生中有两大功能：一是分泌性激素，维持女性的体态和性征，二是排卵，繁衍下一代。

当女性因为不孕到医院就诊时，医生会首先帮她评估卵巢功能，帮助她认识和把握生育的黄金期，做好生育的时间安排。

生殖中心的医生对卵巢功能评估主要从以下几个方面入手：

1. 年龄

年龄是评估女性生育力最重要的因素之一，女性在 35 岁之后，卵巢功能开始下降，年龄越大，卵巢的储备功能越低，卵子的数量和质量都会随着年龄的增长越来越差。大于 40 岁的女性即使接受试管婴儿治疗，怀孕的概率也是小于 5%，超过 45 岁，成功率就十分微小了。虽然女性的生育力随年龄增长逐渐衰退，但每个人的情况都有不同，特别是对于卵巢早衰的女性，尽管她们年纪轻，但卵巢功能甚至比不上卵巢功能正常的 40 多岁的女性，所以此类患者单靠年龄无法准确估计卵巢功能。

2. 经期 B 超

很多患者不明白为什么要在来月经时做阴道 B 超，她们觉得不方便或担心引起感染，其实只有在经期做 B 超才可以更准确地反映卵巢的基础状态。通过 B 超可以观察卵巢的大小，卵巢上存有一些小的窦卵泡，表明卵巢功能尚可，如卵巢上仅剩 2 颗以下的小卵泡（窦卵泡），甚至没有，很可能表明卵巢功能已经明显下降。当发现子宫萎缩，卵巢也很小，在 B 超下几乎找不到小卵泡时，卵巢功能极有可能已经衰竭。

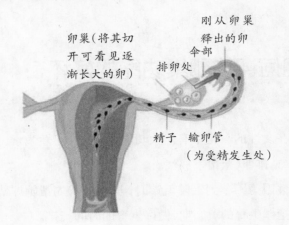

3. 月经第 2 ~ 5 天的性激素检查

来月经的第 2 ~ 5 天是性激素最基础和最稳定的时候，选择在月经期抽血的原因与经期 B 超相同，都是为了检查卵巢功能的基础状态。月经周期第 2 ~ 5 天的 FSH 数值越高，提示卵巢功能越差。若月经周期第 2 ~ 5 天的 FSH 数值大于 20IU/L，怀孕机会显著下降，如果超过 25IU/L 几乎无怀孕可能,此时患者可能已合并有潮热、心悸、失眠、腿抽筋等围绝经期症状,需要使用药物治疗,不宜进行助孕治疗。若月经周期第 2～5 天的 FSH 数值在 8～10 之间,则显示卵巢功能有衰退迹象,应该抓紧时间尽快积极安排不孕症治疗。

此外排除服外源激素影响,如测得月经周期第 2～5 天雌二醇(E2)>80 pg/ml,也表示卵巢功能开始减退。

4. 既往的试管婴儿促排卵效果

如果已经接受过试管婴儿治疗,实施常规促排卵方案,但取卵数少于 3 或 5 个,未能获得良好效果,可能表明卵巢对药物的反应不良。比起以上三点,医生会更加看重前次的治疗效果以评估卵巢潜能,并会据此拟定更适合有效的方案进行下一个周期的治疗。

5. 抗缪勒氏管激素(AMH)

AMH 的检测不受月经周期的影响,AMH 在经期任何一天或周期与周期间测量,变动性不大。

AMH 大于 2ng/ml 表示卵巢功能还好,小于 2ng/ml 表示卵巢功能开始衰退。

AMH 小于 0.086ng/ml 是预测绝经的临界值。

另外,想生育的女性应留心月经的情况,如果出现月经量比平时减少,或月经周期逐渐缩短,应警觉这是卵巢功能衰退的信号,应尽早到生殖中心积极接受专业治疗。

莫待卵巢衰竭,没有了卵子,那巧妇就难为无米之炊了!

如何评估输卵管功能

女性能否怀孕一看是否有排卵，二看输卵管是否通畅。

先来了解一下输卵管在精卵结合过程中所起的作用，输卵管的结构和功能有哪些特点。

输卵管为一对细长而弯曲的管道，左右各一条，位于子宫两侧，内侧与子宫角相连通，外端游离，呈伞状，而与卵巢接近，全长 8～14cm。输卵管为卵子与精子相遇的场所，受精后的孕卵由输卵管向子宫腔运行。

输卵管根据其形态可分为四部分：

①间质部或称子宫部：为通入子宫壁内的部分，狭窄而短。②峡部：为间质部外侧的一段，管腔也较窄，长 3～6cm。③壶腹部：在峡部外侧，管腔较宽大，长 5～8cm。④漏斗部或伞部：为输卵管的末端，开口于腹腔，游离端呈漏斗状，有许多须状组织，有"拾卵"作用。

输卵管是精子和受精卵的通道，能捕捉卵子，并为卵子与精子的结合提供场所，因此，它对女性受孕具有重要作用。精子从子宫腔进入输卵管后，其运行受输卵管蠕动、输卵管系膜活动的影响，而这些活动，又受卵巢激素的控制。

排卵期，由于受高水平雌激素的影响，输卵管蠕动的方向由近端向远端，推动精子由子宫角向输卵管壶腹部移动。同时，峡部内膜分泌物增加，其液体向腹腔方向移动，从而有助于精子的运行。当卵巢排出卵子后，输卵管漏斗部便"拾捡"卵子，并使之漂浮于输卵管液中。

在输卵管壶腹部，大量的皱襞有利于精子与卵子在此停留并受精。然后，受精卵在孕激素作用下，又借着输卵管的蠕动性收缩和纤毛的摆动，向子宫腔运行。

输卵管黏膜受女性激素的影响，也有周期性的组织学变化，但不如子宫内膜明显。此外，在排卵期间，输卵管液中糖原含量迅速增加，从而为精子提供足够的能量。

那么医生如何来评估输卵管功能好与坏呢？

①输卵管通液，医生通过通液管向子宫内注入液体 30 ~ 50ml，如果液体全部注入，无反流，可以判定输卵管通畅，但如果输卵管积水，则可容纳较多的液体。输卵管积水时这种方法往往容易造成错误判断。②在超声下或在 X 线下通过子宫输卵管造影来观察注入的造影剂是否能流入腹腔，来判断输卵管是否通畅、粘连、阻塞或积水；③腹腔镜下子宫输卵管通液是评估输卵管是否通畅的金标准。手术时可直观输卵管的外形，向输卵管内注入美蓝液，观察蓝色液体是否能自输卵管伞端流出，对输卵管是否通畅，能做出较为准确判断。

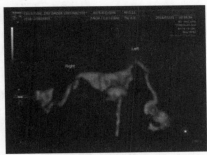

输卵管通畅图

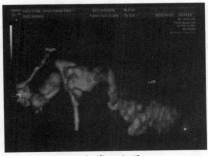

输卵管积水图

答疑解难

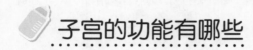

子宫的功能有哪些

女人卵巢没了还能借卵，子宫没了就不能生孩子。

医学研究发现，子宫除了生育功能外还有其他很重要的作用。对于女性来说子宫具有 5 种功能。

1. 月经功能

每月一次的月经来潮是育龄期妇女健康的标志，同时也是女性新陈代谢的重要组成部分，具有促进女性造血系统的更新、排除体内毒素等作用。每月一次的月经起着冲洗阴道的自净作用，保护身体免受感染。

2. 生育功能

这是完成人类繁殖、延续的重要功能，是一个女性走向成熟的标志。

3. 维持内分泌平衡

此功能长期以来被人们所忽略。最新的研究发现，子宫除为双侧卵巢提供 50% ~ 70% 的血供维持卵巢的功能外，本身还分泌许多激素，如前列腺素、泌乳素、胰岛素生长因子、松弛素、上皮生长因子、内皮素、细胞因子及酶等。子宫参与女性的内分泌功能，分泌多种激素维持内分泌平衡，防止内分泌紊乱引起的其他疾病的发生。

4. 免疫功能

子宫作为全身免疫功能中的其中一个环节，在维持全身免疫功能方面起到一定的作用。子宫有免疫功能，一旦切除子宫，人体的免疫功能可能会受到不同程度的破坏。

5. 保护卵巢

子宫切除对卵巢有不可避免的损伤，会对人体造成无法弥补的损害，原因是切除子宫后卵巢的血供减少了 50% ~ 70%，血液循环受到严重影响，卵巢的内分泌功能大大降低甚至衰竭。国外学者研究发现：切除子宫的妇女较同龄妇女卵巢衰竭早 2~4 年，切除子宫越早卵巢衰竭出现的时间就越早，而且出现重度更年期症状的患者增加约 34%。换句话说，切除子宫会使女性提前进入老年期，老年病也会提前出现并且比普通女性更严重。

 # 初次不孕检查有哪些注意事项

1. 牢记病史

许多与不孕有关的病史必须要牢记，比如是否有流产手术史、子宫肌瘤、子宫内膜异位症等，牢记自己末次月经时间、月经周期长短及月经持续时间、有无痛经。

2. 注意不孕不育检查时间

不孕不育的检查项目有很多，而不同的检查项目对检查时间有严格的规定，所以第一次做不孕检查的夫妇，并不能在一天内完成所有的检查项目，但一般时间不会超过一个月。就诊时带齐以往的化验单，这样医生可以有参考，避免做不必要的化验。

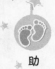

3. 男性检查在前, 女性检查在后

不孕不育的检查, 建议男性检查之后再做女性检查, 或至少夫妻同时检查, 因男性检查较单一, 且较易执行; 而女性检查项目较多, 较复杂, 有些甚至是有创性检查。

女性不孕检查哪些项目较重要

1. B 超检查

B 超检查是女性不孕检查中的常规检查项目, 通过 B 超检查可以了解女性子宫和附件形态位置及发育情况, 对女性的生殖器官有一个初步了解。进一步监测是否有排卵这对于判断女性不孕的原因有重要的意义。同时可以发现子宫和卵巢是否有病理情况, 如子宫肌瘤、息肉和卵巢囊肿等。

2. 内分泌测定及染色体检查

内分泌检查主要就是对女性的促卵泡激素 (FSH)、促黄体生成素 (LH)、催乳素 (PRL)、雌二醇 (E2)、孕酮 (P) 和睾酮 (T) 进行分析, 主要是通过抽血来进行了解, 一般选择月经第 2 ~ 5 天, 排卵期及排卵后一周进行检测, 一个周期全程监测, 由此可以准确判定有无排卵。如果有家族遗传疾病, 有些需要进行染色体遗传学的检查。

3. 输卵管检查

输卵管检查也是女性不孕检查中的重点, 输卵管检查有很多方法, 较常采用的是输卵管造影, 造影不但可以了解女性输卵管的情况, 而且可以知道子宫的情况, 输卵管造影需在月经干净后 3 ~ 7 天进行。详见影像解读篇。

4. 宫腹腔镜检查

宫腹腔镜检查属于微创检查，这项检查可以直接观察子宫颈管、子宫腔和双侧输卵管的形态，也可以在直观下进行活体组织的检查，同时对于一些病变可以进行同步治疗。详见手术治疗篇。

 # 促排卵治疗有哪些并发症？如何应对

促排卵在医学上的概念分为：超促排卵和一般诱发排卵。前者常在试管婴儿周期中应用，在可控制的范围内诱发多个卵泡的发育和成熟；后者常在有排卵障碍或卵泡发育不佳的情况下采用，一般以诱导单个卵泡或少数卵泡的发育为目的，用于内分泌调节、排卵障碍或卵泡发育不佳的治疗。

在促排卵治疗过程中常见的并发症为卵巢过度刺激综合征（OHSS）。个体反应强烈或用药剂量过大，出现过多的卵泡发育，卵巢增大，腹水或胸水，血液浓缩，水、电解质平衡紊乱，肝肾功能受损，甚至血栓等症状，称为"卵巢过度刺激综合征"。根据症状轻重，分为轻度、中度、重度及危重，轻中度可在门诊观察，治疗以休息和补液为主，补充高蛋白饮食，鼓励饮水、卧床休息，避免剧烈活动，以防卵巢扭转；重度及危重者应住院治疗，目的主要是补充血容量，防止及纠正血液浓缩，避免水电解质平衡紊乱、肝肾功能异常、血栓栓塞、休克等严重并发症的发生。

另一并发症是多胎妊娠。B超确定为多胎妊娠后，如双胎妊娠可建议减胎，3胎或3胎以上妊娠必须减胎。

卵巢过度刺激综合征及多胎妊娠案例

周女士，25岁，月经周期不规律，结婚3年未孕，排卵障碍。医生拟行促排卵治疗，采用来曲唑加HMG方案促排卵，第14天B超检查提示双侧卵巢共有大小6个卵泡，并且右侧卵巢偏大。她自觉腹胀，食欲下降，被医生诊断为卵巢过度刺激综合征。周女士内心极度担忧，医生耐心安慰，建议她取消周期并予低分子肝素、阿司匹林治疗，嘱其进食高热量、高维生素、易消化食物，少量多餐，观察体重、腹围、尿量的变化。治疗后2周，周女士腹胀终于缓解，症状消失。

陈女士，33岁，结婚3年未孕，医生予以来曲唑加HMG方案促排卵，月经周期第15天后B超发现左右卵巢共2个发育卵泡，同房后第14天，血β-HCG检测提示怀孕。陈女士乐开了怀，但令她惊讶的是，在孕51天，做B超居然显示怀了三胞胎！陈女士悲喜交加，医生经过综合考虑后，建议她减胎，于是在孕8周时做了减胎术，术后B超见双胎妊娠，胎心搏动均好。陈女士安心了许多。

无排卵不孕患者用何种药物治疗

口服的克罗米芬（CC）是常用的一线促排卵药物，被广泛用于治疗无排卵性不孕症，特别是多囊卵巢综合征（PCOS）。克罗米芬在多数情况下只诱导单个卵泡发育，发生卵巢过度刺激综合征和多胎妊娠率低；价廉，安全,有效,是应用最广泛的促排卵药物之一。

对克罗米芬无效者可肌肉注射尿促性素(HMG)或重组促卵泡激素(FSH);其中FSH,常用于试管婴儿超排卵,效果好,但价钱昂贵。后几种药物医生要严格掌握剂量,否则容易出现卵巢过度刺激综合征。

来曲唑已被用于克罗米芬抵抗或克罗米芬治疗中内膜厚度偏薄的无排卵性多囊卵巢综合征患者的治疗。国内外目前均在应用,因其促排卵作用尚未正式写入药典,故临床应用时患者需签署知情同意书。

对于病人来说,哪一种药物能使其怀孕、副作用少而又花钱最少,这种药物对她来说就是最好的药物。

促排卵好孕案例

陈女士,性激素测定提示无排卵,月经第5天起口服克罗米芬,每日1粒,共5天,月经第13天监测卵泡,发现右侧卵巢有一颗22mm×15mm×20mm卵泡。当日同房,2周后测血β-HCG达33.84IU/L,成功怀孕!

不孕不育会不会遗传

不孕不育会遗传吗?不孕不育群体中,有两成是遗传因素所致,但只有极少数人会到遗传咨询门诊查DNA。很多人以为,不孕不育都是环境污染、生活工作压力、生殖器官出问题所致,但专家指出,遗传病因素也能导致不孕不育。

20世纪80年代,不孕不育由遗传因素导致的仅占3%,近年来却上升到 15%～20%。外表正常的异常染色体或者基因携带者，那些异常染色体和基因是造成不良产史及先天畸形的重要原因。遗传因素导致的不孕不育人群中，男女比例各占一半左右。

性功能正常的男性不育，问题可能出在 Y 染色体缺失。近年研究发现，Y 染色体微缺失占特发性无精子症及严重少精子症的 10%～15%，这已成为男性不育症遗传学研究的热点。虽然部分无精子症或少精子症的患者仍能通过辅助手段达到生育目的，对于适合睾丸穿刺取精的病例，只要有一个精子，就可生孩子，但对这类患者，医生仍不建议其生育，若助孕后生出的是男性，将会遗传父亲的症状。

哪些遗传病不适宜生育

为了优生优育，为了下一代的健康成长，哪些夫妻不适合生育呢？按照优生学原则，有下列遗传病的患者，其所生子女发病危险率大于 10%，这在医学遗传学上属高发危险率，故不宜生育。

1. 常染色体显性遗传

如骨骼发育不全、成骨不全、马凡氏综合征、视网膜母细胞瘤、多发性家族性结肠息肉、黑色素斑、胃肠息肉瘤综合征、先天性肌强直等，这类遗传病的显性致病基因在常染色体上，患者的家族中，每一代都可能出现此类病患者。且发病与性别无关，男女都可能发病。患者与正常人婚配，所生子女的发病危险率为 50%，故不宜生育。

2. 性连锁显性遗传

患者的显性致病基因在 X 染色体上，所以患者中女性多于男性。女性患者的后代,不论儿子还是女儿,均有 50% 的可能成为相同病患者,故不宜生育。而男性患者的后代,女儿 100% 患病,儿子正常,因此可生育男孩,不能怀女胎。

3. 多基因遗传病

精神分裂症、躁狂抑郁性精神病、重症先天性心脏病和原发性癫痫等多基因遗传病,发病机理复杂,遗传率较高,危害严重,患者不论男女,后代的发病率大大超过 10%,故不宜生育。

4. 染色体病

先天愚型等染色体病患者,所生子女发病危险率超过 50%,同源染色体易位携带者和复杂性染色体易位患者,其所生后代均为染色体病患者,故不宜生育。

5. 常染色体隐性遗传病

夫妇双方均患有相同的严重常染色体隐性遗传病,如先天性聋哑、苯丙酮尿症、白化病、半乳糖血症、肝豆状核变性等,不宜生育,因为其所生子女肯定均为同病患者。

6. 性连锁隐性遗传病

这类遗传病常见的有血友病 A、血友病 B 和进行性肌营养不良等。由于隐性致病基因位于 X 染色体上,故患者多为男性。男性患者与正常妇女结婚,所生男孩全部正常,但女儿均为致病基因携带者。若妇女携带者与正常男性结婚,所生子女中,儿子有 50% 的危险发病,女儿 50% 正常,50% 为携带者。

由于遗传病种类繁多、遗传方式多样,对后代的影响也不同,因此遗传病患者在考虑生育问题时,应该进行遗传咨询,在咨询医生的指导和帮助

答疑解难

下，做出明智而理想的选择。

 ## 如何面对复发性流产

复发性流产（习惯性流产）是妇产科常见的疾病之一，严重威胁育龄妇女的生育能力。流行病学统计表明，习惯性流产在育龄妇女中的发生率高达 7% ~ 10%，其中有大量流产原因不明。导致习惯性流产发生的因素有常见的生殖器解剖因素、感染因素、遗传因素、内分泌激素因素、免疫因素等。

1. 生殖器解剖因素

宫腔粘连及黏膜下纤维化可引起不孕，但如果胚胎着床于内膜纤维化处，易于孕早期发生流产，手术治疗后仍有引起宫腔再粘连的可能。

宫颈机能不全是导致晚期流产的一个重要原因，患者可能会出现典型的胎膜早破及无痛性宫口扩张。而宫颈环扎术可有效降低其发生概率。

先天性子宫畸形，这往往是由于缪勒氏管融合异常引起，临床较少见，有关文献报道发生率为 0.1% ~ 3%，单角子宫或双角子宫的患者多会发生着床异常，手术治疗是保留正常宫腔最好的方法。

2. 感染因素

许多病原体都可以引起流产的发生，如 TORCH、支原体、衣原体感染，以及细菌性阴道炎、霉菌性阴道炎、滴虫性阴道炎等。

3. 遗传因素

大部分的流产是由染色体异常引起的，同样染色体异常也是复发性流产的病因，因此对夫妻双方染色体进行检查是很有必要的。在发生复发性流产的夫妇中,有 3% ~ 5% 存在染色体异常,其中最常见的为染色体平衡易位,约占 60%,罗伯逊易位约占 30%,这些夫妇应进行更进一步的遗传学检查。

MTHFR 基因多态性成为不明原因习惯性流产的可能原因之一,MTHFR 基因多态性会导致叶酸代谢障碍,进而导致可能的 DNA 甲基化异常和血液高凝状态。

4. 内分泌激素因素

雌激素和孕激素在维持早期妊娠时具有重要作用。有些患者排卵后孕激素分泌不良,黄体不健。在辅助生育技术中,雌、孕激素作为人工周期的一部分,在妊娠一开始就应用。甲状腺功能异常、糖脂代谢异常等均会影响妊娠结局。

5. 免疫因素

阻止母体排斥胎儿的机制尚不明确,可能是由于母体免疫抑制或不能产生免疫应答。发生习惯性流产的妇女人类白细胞抗原(HLA)的比例高于她们的伴侣,因此无法产生上述机制,从而导致胎儿排斥。检查封闭抗体的滴度和淋巴细胞亚群可得知免疫功能是否异常。

自身免疫因素:血栓性疾病被认为是复发性流产的重要因素。抗磷脂抗体、狼疮抗凝血因子、抗心磷脂抗体、抗 β_2 糖蛋白抗体、蛋白 C、蛋白 S、凝血因子 III 和因子 XII 等免疫因子均与流产有关。

致使妊娠丢失和其他妊娠疾病的主要机制还有可能是子宫胎盘微循环障碍,通过监测排卵后黄体期子宫动脉血流和凝血功能、D−二聚体数据,可以预知血栓微血管病变。

低剂量阿司匹林、肝素和激素联合或单药已经用于治疗自身免疫性血栓性疾病和相关的习惯性流产。治疗可选择单用低剂量阿司匹林(25 ~ 75mg/ 天)或加用低分子肝素(5000IU 皮下注射,一天 1 ~ 2 次)。

答疑解难

6. 原因不明

有部分患者经各项检查均正常，无明显原因，此类患者需经验治疗，需得到解释、鼓励和安慰，再次妊娠的成功率约为75%。病史、体征和检查有助于诊断治疗。

再次怀孕前，建议完善以下检查项目：

（1）夫妻双方染色体核型分析；

（2）MTHFR基因；

（3）月经第2天性激素六项检测；

（4）甲状腺功能全套；

（5）肝肾功能、血脂、血糖、同型半胱氨酸；

（6）糖耐量试验（OGTT）、胰岛素释放试验；

（7）凝血功能、D-二聚体；

（8）TORCH；

（9）不孕抗体；

（10）封闭抗体；

（11）淋巴细胞亚群（CD3、CD4、CD8）；

（12）各类免疫因子（抗心磷脂抗体、抗 β_2 糖蛋白抗体、抗核抗体、狼疮抗凝血因子等）；

（13）黄体期（经前1周）子宫动脉血流和雌孕激素；

（14）支原体、衣原体、白带常规；

（15）阴道B超。

王女士，32 岁，婚后 3 次怀孕，均于孕 50 天左右超声检查无胎心搏动而流产，经多项免疫检查、染色体检查、性激素检查均未发现明显异常；其丈夫被诊断为轻度弱精、畸精症，染色体异常，但无妊娠禁忌。医生建议服用叶酸和多种维生素 3 个月，夫妻双方同时进行中医调理，并在排卵后口服达芙通，在排卵后的第 12 天，王女士检测血液发现怀孕了。但此后几天，抽血检测发现 β-HCG 翻倍不满意，王女士再次感到压力巨大。医生予加用肝素、强的松、阿司匹林治疗，在孕 52 天，通过 B 超检查见到了孕囊、胚芽及心管搏动。王女士悬着的心终于稍稍放下，此后一直遵医嘱用药与检查，终于在孕 39 周顺利诞下六斤半重的儿子。

子宫内膜异位症（EM）= 不孕症吗

1. 什么是子宫内膜异位症

子宫内膜异位症是指子宫内膜细胞种植在不正常的位置而形成的一种女性常见妇科疾病。内膜细胞本该生长在子宫腔内，当它生长在子宫腔以外的地方，即可形成子宫内膜异位症。

2. 是什么原因导致子宫内膜异位症的发生

目前对此病发病的机理有多种说法，其中被普遍认可的是子宫内膜种

37

答疑解难

植学说。此外,子宫内膜异位症的发生还与机体的免疫功能、遗传因素、环境因素有关。

3. 为什么很多子宫内膜异位症的人都有痛经

痛经是子宫内膜异位症最典型的症状,在月经前、月经时及月经后都有可能发生。严重时疼痛难忍,止痛药加量都无效。疼痛由于子宫内膜异位症病灶内部出血刺激局部组织炎性反应引起。子宫内膜异位症病灶分泌前列腺素增加,导致子宫肌肉挛缩,痛经势必更为显著。月经过后,出血停止,疼痛缓解。

4. 子宫内膜异位症会导致不孕吗

子宫内膜异位症患者出现不孕的比率高达40%,引起不孕的原因复杂。子宫内膜异位症常可引起盆腔结构的改变,如输卵管周围粘连,影响卵母细胞拣拾;或因卵巢病变影响排卵。除此之外,子宫内膜异位症还可引起盆腔微环境改变,各种炎症因子的释放、免疫功能的异常均可导致不孕。

5. 怎样才能诊断子宫内膜异位症呢

凡在生育年龄的妇女有逐渐加重的痛经或伴不孕史,妇科检查可触及盆腔内有不活动包块或痛性结节,一般即可初步诊断为盆腔子宫内膜异位症,进一步可行超声检查。目前国际上公认,腹腔镜检查是确诊子宫内膜异位症的金标准。在腹腔镜下见到典型病灶或者对可疑病灶进行活检即可确诊。另外轻度子宫内膜异位症,如腹膜表面或子宫、卵巢表面的内异病灶只有在腹腔镜检查或者剖腹探查下才能进行诊断。

6. 如何预防子宫内膜异位症的发生呢

(1)防止经血逆流,及时发现、治疗先天性生殖道畸形、闭锁、狭窄、继发性宫腔粘连等;(2)药物避孕,口服避孕药可以抑制排卵,促使异位子宫内膜萎缩；(3)避免意外怀孕而多次宫腔手术操作(如反复人工流产),禁止经前行输卵管通畅检查,避免经前行宫颈、阴道手术等。

7. 是不是所有子宫内膜异位症都要手术

子宫内膜异位症患者的治疗强调个体化。症状轻微或者无症状的轻度内异可以选择保守治疗；有生育要求的轻度患者经全面诊断评估后可先药物治疗,重者可行保留生育功能手术；年轻无生育要求的重度患者,可行保留卵巢功能手术,并辅以性激素治疗；症状及病变均严重并且无生育要求者,可考虑根治性手术。未生育的患者,医生尤其会注重卵巢功能的保护。

8. 子宫内膜异位症要辅助生育吗

子宫内膜异位症手术后医生常根据内异症生育指数(EFI)评分建议患者自然妊娠还是进行辅助生育。EFI与手术的关系并不密切,主要与病史及输卵管功能相关,评分与自然妊娠的能力相关,术后可以进行评估,如果EFI分值高可以进行自然妊娠,如果分值低就应该尽早进行干预。

GnRH-a是目前临床上常用于子宫内膜异位症患者不孕的治疗药物,它通过减少雌激素的分泌缩小内异病灶并减少病灶的活跃性,从而减少巨噬细胞及相关炎性因子数量,进而改善盆腔和宫腔的环境。选择自然妊娠者术后是否进行 GnRH-a 治疗尚存争议。目前的基本共识是,术前及术后使用辅助激素药物治疗均不能提高 EM 不育的自然妊娠率,但是在等待手术或者等待进行辅助生殖治疗期间,可以通过激素治疗缓解疼痛。但目前国内外相关文献显示 I 期内异症术后使用 GnRH-a 治疗可以显著提高自然妊娠率。

对于轻度 EM 不育,控制性的促性腺激素卵巢刺激加人工授精的治疗较期待治疗可以提高 EM 不育患者的妊娠率及活产率。如果上述治疗失败,或期待治疗未孕,或 EM 不育患者合并输卵管疾病及男方因素,可以进行体外受精—胚胎移植(IVF-ET)治疗。对于高龄(>35 岁)、病程长(>3 年)、

答疑解难

重度内异症不育患者，应积极进行辅助生殖助孕。人工授精与 IVF-ET 应用的选择方面，人工授精适用于病情较轻的患者，而对重度患者意义不大，应选择 IVF-ET。术后在实施辅助生育技术（ART）之前使用 2 ~ 3 周期的 GnRH-a 治疗可能有助于 ART 妊娠率的提高。

EM 不育病人的子宫内膜异位囊肿大于 3cm 时，为了减轻疼痛症状或为了明确病理可以建议她进行腹腔镜手术剔除术，而小囊肿存在对取卵并无影响。术中应该注意保护卵巢功能，重复手术不可取。对于复发的囊肿应该采取抽吸，不宜再次进行手术以免损伤卵巢储备功能。

总的来说，内异症严重影响妊娠能力，但病因不清，而腹腔镜手术是诊断内异症的经典方法，术中应该注意保护卵巢功能，要尽量避免重复手术。术后可根据 EFI 评分建议患者自然妊娠还是进行辅助生育。

子宫内膜异位症治疗成功受孕案例

李女士，25 岁，结婚 3 年仍未怀孕，平时月经周期规律，但有严重的痛经，阴道超声检查显示右侧卵巢有一个大小 6cm×5cm 的囊肿。医生经过评估，考虑她为卵巢巧克力囊肿，故建议她做宫腹腔镜手术，术中诊断为子宫内膜异位症Ⅲ期（卵巢型），手术后对症治疗 4 个疗程后进行了人工授精助孕，第一次就成功妊娠了。

多囊卵巢综合征 = 不孕症吗

有些患者知道自己患多囊卵巢综合征，恐惧，担心、抑郁，认为自己不会怀孕了,其实了解疾病,配合医生的治疗,很多人可以圆做母亲梦。

多囊卵巢综合征(PCOS)是以稀发排卵或无排卵、高雄激素或胰岛素抵抗、卵巢多囊改变为特征的内分泌紊乱的症候群。病征包括月经稀发或闭经、慢性无排卵、不孕、多毛及痤疮等。因持续无排卵,严重情况下会使子宫内膜过度增生,增加子宫内膜癌的风险。治疗方案选择非常复杂,针对不同症状和有无生育要求而不同。需要长期的关注。无排卵的患者,医生需通过促排卵等相应的治疗,帮助患者受孕,如无生育要求,可通过使用孕激素制剂转化内膜,降低内膜癌风险。

多囊卵巢是病吗? PCO ≠ PCOS, PCO 仅卵巢呈多囊改变,若每月有排卵,有月经后半期孕酮的上升,孕酮(P)>4ng/ml,则不能称为多囊卵巢综合征。

PCOS 患者是特殊人群,除无排卵外,常存在糖、脂代谢紊乱,胰岛素抵抗,高雄激素血症和肥胖等。相对于促排卵治疗,调整生活方式可能更为重要。减轻原来体重的 5% 或更多,就能改变月经,有利于排卵,则可延缓或阻止 PCOS 向远期的代谢综合征发展。

多囊卵巢综合征的临床表现

(1)月经异常

月经稀少、闭经,少数可表现为功能性子宫出血。多发生在青春期,为初潮后不规则月经。

(2)多毛

较常见,发生率可达 69%。由于雄激素升高,可见上唇、下颌、胸、背、小腹正中部、大腿上部两侧及肛周的毳毛增粗、增多,但多毛的程度与雄激素水平不成比例。同时可伴痤疮、面部皮脂分泌过多、声音低粗、阴蒂肥大、出现喉结等男性化征象。

(3)不孕

由于长期不排卵,患者多合并不孕症,有时可有偶发性排卵或流产,流产发生率可达 74%。

（4）肥胖

体重超过标准 20% 以上，体重指数 ≥ 25 者占 30% ~ 60%。肥胖多集中于上身，腰 / 臀比例 >0.85。多自青春期开始，随年龄增长而逐渐加重。

（5）黑棘皮症

阴唇、颈背部、腋下、乳房下和腹股沟等处皮肤褶皱部位出现灰褐色色素沉着，呈对称性，皮肤增厚，质地柔软。

（6）卵巢增大

少数病人可通过一般妇科检查，触及增大、质地坚韧的卵巢，大多数病例需 B 超检查确定，卵巢呈多囊改变，单侧或多双卵巢切面小卵泡达 12 个。

（7）雌激素作用

因无排卵，无法产生孕激素，如长期大量雌激素刺激子宫内膜可出现内膜增生过快，非典型性增生，甚至癌变等，有些可表现为不规则阴道出血。

确定多囊卵巢综合征的相关检查

（1）激素测定

睾酮增高和（或）血清 LH/FSH ≥ 2.5 ~ 3。约 75% 患者 LH 升高，血清 LH 与 FSH 比值异常。

（2）影像学检查

① 盆腔 B 超

卵巢增大，每平面至少有 12 个以上 2 ~ 9mm 直径的卵泡，主要分布在卵巢皮质的周边，少数散于间质中，间质增多。

② 经阴道超声

经阴道超声检查 100% 可探测多囊卵巢，而经腹部检查有 30% 的病人漏诊。对于未婚肥胖的患者可应用肛门超声来检测，可见一侧或两侧卵巢各有 12 个以上直径为 2 ~ 9mm 无回声区，围绕卵巢边缘，呈车轮状排列，称为项链征。连续监测未见优势卵泡发育及排卵迹象。部分 PCOS

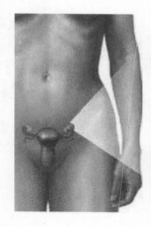
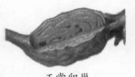
正常卵巢

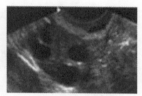
超声下的正常卵巢

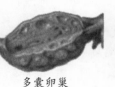
多囊卵巢

超声下的多囊卵巢

患者的超声相正常。

（3）腹腔镜检查

见卵巢形态饱满、表面苍白平滑、包膜厚，有时可见其下有毛细血管网。因外表颜色呈珍珠样，俗称牡蛎卵巢，表面可见多个囊状卵泡。

（4）剖腹探查

拟诊卵巢肿瘤或因不孕需行手术时施行。近些年随着腹腔镜技术的应用，因不孕而行剖腹探查的病例很少，多选择腹腔镜手术。

（5）其他检查

①阴道脱落细胞成熟指数

这是初步了解体内性激素状况的简易方法。睾酮过多的涂片往往出现 3 层细胞同时存在的片型，明显增高时 3 层细胞数几乎相等，但必须与炎症相区别。雌激素水平可以根据表层细胞百分比来估计，但不能反映血液中激素的含量。随着性激素检测的普及，该方法目前临床应用减少。

②基础体温测定

判断有无排卵，排卵者体温呈双相型，无排卵者体温一般为单相型。

③血糖

腹部肥胖者应测空腹血糖及进行口服葡萄糖耐量试验，还应测空腹胰岛素及葡萄糖负荷后血清胰岛素。肥胖型患者可能有甘油三酯增高的征象。

答疑解难

有糖尿病家族史患者也建议尽早检查。

多囊卵巢综合征的诊断

女性在初潮后多年月经仍不规律、月经稀少和（或）闭经，同时伴肥胖与多毛、婚后不孕等，应疑诊 PCOS。典型病例具有上述各种症状及体征，即月经失调、多毛、痤疮、肥胖、不孕等高雄激素或卵巢多囊改变。非典型病例可表现为：①单纯性闭经不伴有肥胖、多毛及卵巢肿大，排除其他各种疾病，而孕酮试验阳性者，仍应考虑为 PCOS。②无排卵型功能失调性子宫出血。③月经异常合并多毛。④月经异常伴男性化症状，无明显肥胖。⑤功能失调性子宫出血伴不育。

对于不典型病例需详细询问有关病史，如起病年龄、生长发育情况、起病经过、用药史、家族史、个人生活习惯、既往有无全身性疾病。结合辅助检查，排除其他疾病，并经 B 超等手段检查明确诊断。

医学上将符合以下三条中的两条以上情况即确诊为多囊卵巢综合征：①不排卵或稀发排卵；② B 超提示卵巢多囊；③高雄激素。

多囊卵巢综合征的治疗

（1）减重与减轻胰岛素抵抗

增加运动以减轻体重，纠正由肥胖而加剧的内分泌代谢紊乱，减轻胰岛素抵抗和高胰岛素血症。减轻体重可使部分肥胖型 PCOS 者恢复排卵，并可预防 2 型糖尿病及心血管疾病的发生。二甲双胍对伴或不伴有糖尿病者均可使用，能有效地降低体重，改善胰岛素敏感性，降低胰岛素水平，使毛发减少甚至可恢复月经（25% 的患者可恢复月经）与排卵。由于肥胖和胰岛素抵抗是 PCOS 的主要病因，故凡可减轻体重与增加胰岛素敏感性的药物均可治疗本综合征。

（2）药物诱导排卵

①克罗米芬（CC）是治疗 PCOS 的首选药物，能使患者的排卵率达到

60% ～ 80%，妊娠率达到 30% ～ 50%。

CC 与下丘脑 — 垂体水平的内源性雌激素竞争受体，抑制雌激素负反馈，增加 GnRH 分泌的脉冲频率，从而调整 LH 与 FSH 的分泌比例。CC 也直接促使卵巢合成和分泌雌激素。服用 CC 后，卵巢因过度刺激而增大的概率为 13.6%，血管舒张而有阵热感的概率为 10.4%，腹部不适的概率为 5.5%，视力模糊的概率为 1.5%，或有皮疹和轻度脱发等副作用。

治疗期间需记录月经周期的基础体温，监测排卵，或测定血清孕酮、雌二醇以证实有无排卵，指导下个疗程剂量的调整。若经 CC 治疗 3 ～ 6 个周期后仍无排卵或受孕者，可给予 CC 加 HCG 或糖皮质激素、溴隐亭治疗或用 HMG、FSH 等治疗。

②CC 与绒促性素（HCG）合用

停用 CC 后第 7 天根据卵泡发育情况加用 HCG，促使卵泡排出。HCG 的治疗剂量应因人及治疗周期而异，并备有严密的卵泡成熟监测措施，防止发生卵巢过度刺激综合征。

③CC 与糖皮质激素合用

肾上腺皮质激素的作用是基于它可抑制来自卵巢或肾上腺分泌的过多雄激素。通常选用地塞米松或泼尼松。2 个月内有效率达 35.7%，闭经无排卵者的卵巢功能得到一定恢复。用氯米芬诱发排卵无效时，可在治疗周期中同时加服地塞米松。

④尿促性素（HMG）

主要用于内源性垂体促性腺激素与雌激素分泌减少的患者，尿促性素是从绝经期妇女尿中纯化的提取物，内含 FSH 与 LH，两者比例为 1:1，每安瓿含 FSH 和 LH 各 75U。尿促性素被视为治疗无排卵不孕的备选诱发排卵药物，因其副作用较多，诱发卵巢过度刺激综合征的危险性较大。

⑤促性腺激素释放激素（GnRH）

GnRH 可促进垂体的 FSH 和 LH 释放，但长期使用会使垂体细胞的 GnRH 受体不敏感，导致促性腺激素减少，从而减少卵巢性激素的合成。其作用可逆,开始时对垂体的 FSH、LH 和卵巢的性激素起兴奋作用,14 天后下降至正常水平,28 天达去势水平。但由于 GnRH-a 价格昂贵,用量大,临床应用受到限制。促排卵周期雌激素水平高者,可选用此药帮助促排卵。

⑥卵泡刺激素(FSH)

FSH 有纯化的和重组的人 FSH(rhFSH)2 种,常在 CC 及 HMG 促排卵效果不佳时应用。FSH 是多囊卵巢综合征较理想的治疗制剂,但价格昂贵,并可能引起卵巢过度刺激综合征,应用过程中,必须严密监测卵巢变化。FSH 也可与 GnRH-a 联合应用,以提高排卵成功率。

⑦溴隐亭

适用于伴有高泌乳素(PRL)的 PCOS 患者餐后服用。

(3)双侧卵巢楔形切除或腹腔镜卵巢打孔术

适用于血睾酮升高、双侧卵巢增大而脱氢表雄酮(DHEA)、PRL 正常(提示:主要病因在卵巢)者,切除部分卵巢,去除卵巢产生过多的雄激素,可纠正下丘脑 — 垂体 — 卵巢轴的调节紊乱,但切除的部位和切除的组织量与疗效有关,有效率不等,妊娠率为 50% ~ 60%,术后复发率高,如并发盆腔粘连,则不利于妊娠。因试管婴儿技术的应用,此方法目前应用较少。腹腔镜下卵巢打孔术亦可收到一定效果。但这两种手术对卵巢储备功能均有一定的影响。

(4)多毛症治疗

可定期剪去或涂以"脱发剂",切忌拔除,以防刺激毛囊过度生长,亦可作电蚀治疗或应用抑制雄激素药物治疗。

①口服避孕药

以雌激素为主的雌、孕激素复合片较理想,可抑制 LH 分泌,降低血睾酮、雄烯二酮和 DHEA-S,增加性激素结合球蛋白浓度。

②孕激素

其有弱的抗雄激素并有轻度抑制促性腺激素分泌的作用,可降低睾酮和 17- 酮类固醇的水平。以甲羟孕酮(安宫黄体酮)较常用,一般口服。此外,醋酸酯环丙孕酮(CPA)属高效孕酮,有较强抗雄激素作用,常与炔雌醇同服。

③地塞米松

适用于肾上腺的高雄激素血症,每晚口服。

④螺内酯

通过阻止睾酮与毛囊的受体结合,也可通过抑制 17α – 羟化酶而干扰卵巢雄激素的合成,可使患者的毛发生长减少,毛发变细。高雄激素血症伴无排卵的月经失调者可于月经的第 5 ~ 21 天使用螺内酯,部分患者月经周期及排卵可恢复。

（5）人工月经周期

对于无多毛症而又无生育要求的患者,可给予孕激素行人工周期治疗,以避免子宫内膜的过度增生和癌变。方法是在月经后半期加用孕激素制剂。

多囊卵巢综合征的预后

（1）糖尿病

多囊卵巢综合征患者有高胰岛素血症,高胰岛素血症患者容易出现糖尿病及心脑血管疾病,因此多囊卵巢综合征也是糖尿病及心脑血管疾病的高危因素。肥胖的多囊卵巢综合征患者要减肥,关注血糖,合理饮食,这样可以预防或延缓糖尿病的发生。

（2）子宫内膜癌

据统计,小于等于 40 岁的子宫内膜癌患者中 19% ~ 25% 合并 PCOS,部分 PCOS 可发展为子宫内膜癌。

因此,PCOS 患者需终生关注自己的月经及排卵情况,无排卵者要定期用足量孕激素,保护子宫内膜,预防子宫内膜癌的发生。

多囊卵巢综合征的预防

（1）过胖的多囊卵巢综合征患者应科学减肥

过胖的多囊卵巢综合征患者（BMI>24）应以有效而健康的方式减重:每天约少于 500 大卡热量摄入,使体重能以每月约降 2 千克的安全速度进行。

答疑解难

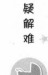

（2）多囊卵巢综合征的治疗要优化饮食

饮食调整是 PCOS 重要的辅助治疗，除总热量外，对于到达标准体重或原本不胖的患者，选择食物都应小心。为避免控制饮食造成营养不足，应视情况每天补充 500 ~ 1500 mg 的钙片和一颗含 400 ~ 800mg 叶酸的复合维生素，每日饮水应达约 2500ml；为避免血脂质异常，少吃含饱和脂肪酸与氢化脂肪酸食品，如猪牛羊肉、各种家禽及家畜皮、奶油、人工奶油、全脂奶、油炸食物、中西式糕饼；鱼肉、豆类、各类坚果是比较好的蛋白质源。

（3）进行适量运动

规律运动可以帮助控制血糖、血脂、血压。

多囊卵巢综合征的治疗案例

朱女士，患多囊卵巢综合征，身高 155cm，体重 67.5 公斤，结婚 1 年多仍未怀上宝宝，医生嘱其减肥，每天运动加饮食调理，3 个月后减至 59 公斤，月经也规则了。在结婚 2 周年纪念日，朱女士拿到了一份提示宫内妊娠的 B 超单。

支原体及衣原体阳性怎么办

支原体及衣原体阳性是一种特殊的病原体感染，有可能存在怀孕后引发流产的风险，经过一段时间的治疗以后大多会痊愈。

在治疗过程中应少吃辛辣食物，尽量少喝酒、抽烟，在夫妻同房时使用避孕套避孕，以免相互传染。在治疗后 1 ~ 2 周复查。

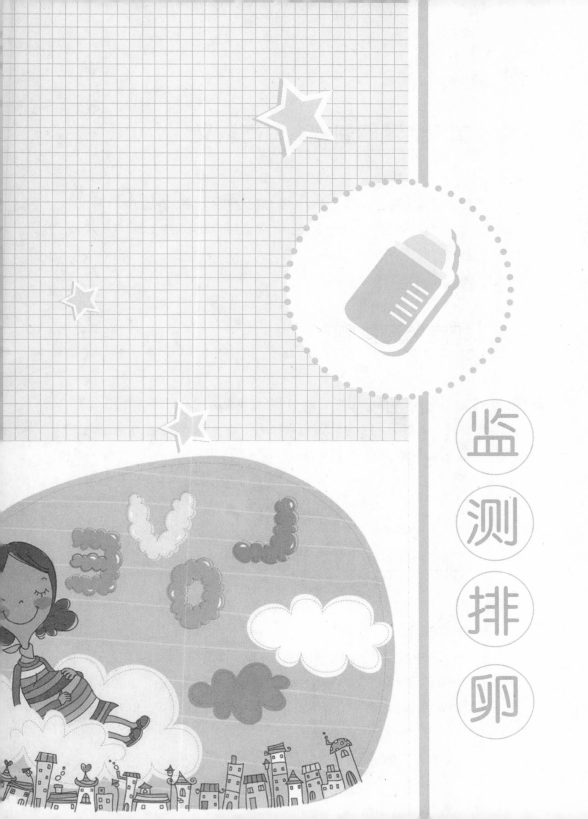

监测排卵

超声监测卵泡发育有何意义

不孕症患者常需了解排卵是否正常,若排卵障碍,进行药物治疗时,更需监测卵泡发育,以指导临床用药;帮助确定排卵日指导性生活,或确定采用人工授精时间或卵泡穿刺来助孕。

如何监测排卵

通常监测排卵有以下几种方法:(1)基础体温法;(2)排卵试纸法;(3)B超监测法;(4)月经第 14 ~ 16 天(以月经周期 28 ~ 30 天为例)左右抽血测黄体生成素、雌激素、孕激素,判断排卵日,随后,排卵一周复查雌孕激素;(5)宫颈黏液判断法。

如何行超声监测排卵

B 超监测排卵可以得到用许多别的方法得不到的信息,例如可以告诉患者:卵泡在哪一侧生长,有多大,有无排出,促排卵药物的效果怎样,卵巢外观是否正常,有无卵巢过度刺激,有无囊肿或囊性结构等。但是 B 超监测排卵需要多次到医院,通常一个周期要监测 4 ~ 6 次甚至更多。但 B 超不能像基础体温一样,告知黄体功能怎样。

超声监测卵泡：月经规律的患者可从月经第 9 ~ 12 天起进入监测期，评估有无卵泡发育及排卵。

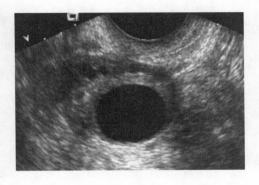

当卵泡直径小于 10mm，可每三天检测一次；当卵泡直径大于等于 12mm，可隔天检测；当卵泡直径大于等于 14mm，应每天或隔天进行监测，加测尿 LH 直至排卵。卵泡成熟征象：卵泡直径 18 ~ 20mm，部分卵泡内壁可见半月形的突起，称为"卵丘征"。

排卵征象：成熟卵泡骤然消失或明显缩小或形状不规则、内部结构模糊，有时子宫直肠凹内可见游离液体。

 # 正常月经周期卵泡发育的超声表现

1. 卵泡出现时间

每个月经周期开始有多个卵泡同时发育，但一般仅 1 个或 2 个卵泡发育成熟，称主卵泡（优势卵泡），其余卵泡相继闭锁。一般 90% 以上的周期只有一个卵泡迅速生长至成熟，5% ~ 11% 有 2 个主卵泡发育。卵泡超声显像最早时间可在月经周期第 5 ~ 7 天，显示的最小直径为 4 ~ 5mm。

2. 卵泡生长速度

月经周期第 3 ~ 5 天，通过超声可在卵巢内发现小卵泡，之后逐渐长大，平均到第 14 天时最大，可发生排卵。月经 10 天前平均每天增长 1.2mm，排卵前 4 天平均每天增长 1.9mm，至卵泡发育成熟。

监测排卵

成熟卵泡可显示如下特征：①卵泡呈圆形或椭圆形，直径达 15 ~ 30mm（平均 21.2mm ± 0.53mm），卵泡内呈无回声区，清亮纯净，边界清晰，壁菲薄。② 20% 成熟卵泡在排卵前一天，可见卵丘图像，在卵泡内近壁处呈短强回声。

3. 临近排卵卵泡超声图像

①卵丘出现率约为 20%，大多出现在大于 18mm 成熟卵泡中，预测排卵发生在 24 小时内。②卵泡周围透声环，随 LH 值上升，膜组织水肿，粒层细胞从膜层细胞分离而形成。目前超声显示概率很低。③卵泡壁粒层细胞与膜组织底层完全分离，出现卵泡内壁齿状改变，预示排卵将发生在 6 ~ 10 小时内。超声显示概率极小。有研究认为成熟卵泡直径在 18 ~ 25mm，妊娠概率大，卵泡直径小于 18mm 不易妊娠。

4. 排卵后超声表现

①成熟卵泡消失，约占 80% 周期；②卵泡体积缩小，壁厚，边界模糊，内部出现光点；③卵泡呈多孔状，24 小时内消失；④约 40% 周期排卵后子宫直肠窝内见少量液体，直径约 4 ~ 6mm。

卵泡监测的内容和时间

（1）超声监测卵泡发育内容：要测量双侧卵巢的大小，卵泡数量、大小、形态，边界是否清晰，内部回声；同时要测量子宫大小、形态，回声是否有异常以及宫腔内状况。测量卵泡大小要求在卵泡最大切面测量 3 条径线，排卵前 2 ~ 3 天须每天监测。

（2）监测开始时间，一般在月经周期第 9 ~ 12 天；药物诱导周期要求在用药前先检查卵巢情况,用药停止后 1 ～ 2 天监测卵泡发育。

（3）药物诱导周期卵泡超声表现。药物诱导排卵治疗不孕已被广泛应用,并取得巨大成就。正常诱导周期一般于停药 5 ～ 7 天可见卵泡图像。多个卵泡分布在一侧或两侧卵巢内,互相挤压变形。排卵发生在绒毛膜促性腺激素给药后 36 ～ 48 小时,多个卵泡可在同一天破裂,也可分别相隔 1 ～ 2 天破裂。

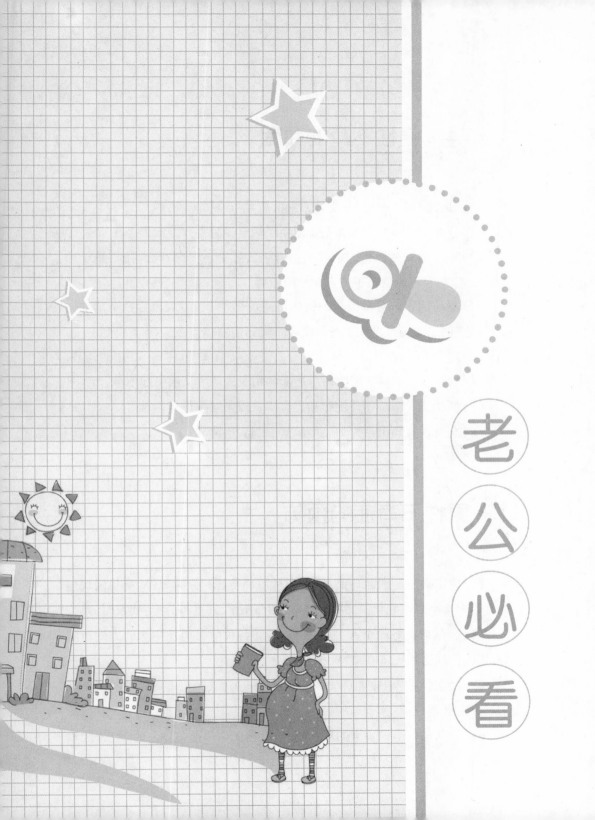

老公必看

导致男性不育的原因

导致男性不育的原因主要分为生精障碍与输精障碍：

（1）睾丸生精异常。如无精子或精子数过少,活力减弱,形态异常。

（2）精子运送受阻。附睾及输精管结核可使输精管阻塞,阻碍精子通过；阳痿、早泄不能使精子进入女性阴道。

（3）免疫因素。对抗精子的抗体可造成男性不育,表现为精子活动力受限或者射出的精子发生自身凝集而不能穿过宫颈黏液。

（4）内分泌功能障碍。男性内分泌受下丘脑 — 垂体 — 睾丸轴调节,垂体、甲状腺及肾上腺功能障碍可能影响精子的产生从而引起不孕。

（5）性功能异常。如外生殖器发育不良或阳痿致性交困难等。

（6）全身性疾病出现。如高血压、糖尿病、代谢异常等。

 ## 男性不育症的预防

（1）要掌握一定的性知识, 了解男性生理特征和保健知识, 如果发现睾丸有不同于平时的变化,如肿大、变硬、凹凸不平、疼痛等,一定要及时诊治。

（2）要保持良好的个人卫生习惯,预防各种危害男性生育能力的传染病,如流行性腮腺炎、性传播疾病等。

（3）经常接触放射性物质、高温及毒物的男性,最好能脱离此类工作半年后再生育。

（4）睾丸是一个很娇嫩的器官,它的最佳工作温度要比人的体温低2℃

左右。如果温度高，就会影响精子的产生，所以任何会使睾丸温度升高的因素都要避免，如长时间骑自行车、泡热水澡等，少穿紧身裤尤其牛仔裤，避免久坐。

（5）要改变不良的饮食习惯，戒烟、戒酒，不要吃过于油腻的食物，要多吃蔬菜、水果。海味中的牡蛎、淡菜、海参，干果中的芝麻、花生、核桃，对于生育都有一定帮助。

（6）要多运动。人是一个整体，身体状态的好坏，会影响精子的生成质量和活力。

（7）要注意休息。休息与运动并不冲突，不能太疲劳，特别是不能熬夜。

（8）要重视婚前体检。早期发现异常，可以避免婚后的痛苦。结婚以后要经常和妻子交流性生活中所遇到的问题，互相配合、互相谅解，这样很多精神性阳痿或早泄就可以避免。

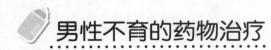

男性不育的药物治疗

1. 抗生素治疗男性不育

抗生素是治疗各种微生物感染的药物。男性生殖系统容易受到各种微生物的侵袭，导致炎症，严重的可致不育。常见的有包皮龟头炎、尿道炎、前列腺炎、精囊炎、附睾炎及睾丸炎等，几乎男性生殖系统的各个部位都有可能受到微生物的侵袭。

炎症反复发作，可能会影响性功能、排尿及射精功能，严重者可扩展至精囊、输精管和附睾，引起少弱精子症或无精子症，从而导致不育。

因此，对于泌尿生殖系统的微生物感染应及时、足量、足疗程应用抗生素治疗。

老公必看

2. 少弱精子症的药物治疗

少弱精子症是引起男性不育的重要原因。少弱精子症患者中只有约40%可以找到明确的病因，而大多数病因不明确。因此，对于病因明确的少弱精子症患者应首先对因治疗。

对一些病因不明的少弱精子症患者，主要有以下药物可以选择：①枸橼酸他莫昔芬片，这是一种抗雌激素药物，常用于女性乳房癌患者，但是对男性来讲，他莫昔芬可以诱发脑垂体分泌黄体生成素和卵泡刺激素，并进一步刺激睾丸生精，是世界卫生组织推荐的治疗少精子症的重要药物；②绒促性素和尿促性素，这两种药分别在外周血中起到类似黄体生成素和卵泡刺激素的作用，对于垂体功能不足的患者可以促进睾丸发育和生精；③左卡尼汀，化学名为左旋肉碱，其作用主要是为细胞提供能量，可用于全身各个器官；可以为精子提供能量，增强精子的活力；④勃锐精，这是左旋肉碱和乙酰左旋肉碱的复合制剂，左旋肉碱加入乙酰基后可以提高稳定性，不易被消化液降解，药物的活性增强，治疗弱精子症疗效更好；⑤天然维生素 E，维生素 E 是一种抗氧化剂，可以保护精子免受氧化或炎性因子的损害，能降低精子畸形率，提高精子活力；⑥中医中药，经过千百年来的临床实践和改进，中医中药在治疗少弱精子症方面也有较好的疗效。

3. 无精子症的治疗

无精子症分为非梗阻性和梗阻性，前者为生精障碍，后者为精子输送障碍。

多数非梗阻性无精子症与遗传或先天性因素有关，如果是先天性或后天性垂体功能不足引起，在青春期可联合应用绒促性素和尿促性素治疗，部分患者可产生精子甚至生育；如果患有双侧隐睾，应该在幼年进行绒促性素治疗或手术治疗，如果成年以后才治疗则很难有生育机会；有相当一部分人幼年曾患有腮腺炎，如果合并双侧睾丸发炎，治疗不及时，成年后可导致无精；也有相当多的患者找不到病因。

梗阻性无精子症，多数是由先天性输精管道发育不良或后天的炎症、创伤引起，如果是合并急性感染，建议采用抗生素治疗，否则，应该放弃药物而改用手术或辅助生殖技术治疗。

4. 性欲异常的治疗

性欲异常包括性欲低下和性欲亢进。人的性欲受许多因素影响，如：年龄、心理、环境、身体健康状况等。如果性欲低下，将导致性生活减少，影响夫妻关系，导致女方不易受孕，因此治疗上应尽量寻找病因，对症治疗，同时要加强身体锻炼、劳逸结合。药物治疗可选用小剂量雄激素制剂，周期2 ~ 3个月，还可服用一些中成药。对于性欲亢进者，可劝诫其适当延长性生活的间隔时间，因为过于频繁的性生活，会导致精液量减少，精子浓度和活力降低。

5. 勃起功能障碍的治疗

勃起功能障碍（ED）是指阴茎持续不能达到或维持充分的勃起以获得满意的性交。ED是男性常见病，在40 ~ 70岁的男性中发病率超过50%，甚至有年轻化的趋势，许多男性因为ED而导致不育。

随着2004年西地那非在全球上市，它将ED的治疗翻开了新的一页，后来开发的同类药物伐地那非和他达拉非，疗效同样显著。

6. 早泄的治疗

早泄是射精功能障碍中的一种，射精功能障碍包括射精过快、射精延迟、不射精及逆向射精。射精过快即是人们通常认为的早泄。

在治疗方面，第一，在性生活时要精神放松、心情愉悦，避免在心情不佳或疲劳时性生活；第二，性生活间隔时间不要太长，一周2 ~ 3次比较适宜，同时需要伴侣的配合；第三，要寻找原发疾病，如有泌尿生殖系统或身

老公必看

体健康方面的问题要及时治疗；第四，可用抗抑郁药物治疗，抗抑郁药物可松弛神经、缓解紧张情绪，常用的有百忧解、阿米替林、多虑平及黛力新等；第五，可同时外用局部麻醉药物，在性生活前 30 分钟涂于阴茎上，常用的有利多卡因凝胶、达克罗宁软膏等；第六，应用中医补肾壮阳类药物。

 # 男性不育的手术治疗

1. 生殖器畸形的手术治疗

常见的男性生殖器畸形有尿道下裂、阴茎弯曲、隐匿性阴茎及隐睾等。大多数男性外生殖器畸形出生后就会被发现，如尿道下裂、隐睾及假两性畸形等，一般如果在幼儿或儿童期就得到治疗，不影响成年后的性功能和生育功能。

对隐睾患者，最佳手术时间是 2 岁之前，特别是双侧隐睾，若在 2 岁之后手术，年龄越大对生育的影响越大；另外，还要看隐睾的位置，位置越高，对睾丸功能影响越大。相当一部分患者到成年后才治疗或仍未得到治疗，如果是双侧隐睾，将导致睾丸不能发育、无精子症和不育，另外，隐睾发生睾丸肿瘤的概率是正常位置睾丸的 20 倍以上。

对隐匿性阴茎患者，如果影响外观或者性生活，也可考虑手术治疗；尿道下裂和阴茎弯曲畸形往往根据程度轻重评判是否需要手术治疗。

2. 梗阻性无精子症的手术治疗

梗阻性无精子症是由于输精管道堵塞或缺失导致的无精子症，大多数患者睾丸发育正常，有生精功能，但精子无法排出体外。

对于输精管、附睾、精囊或射精管的先天性发育异常或缺如，一般很难通过手术解决梗阻问题，最好的方法是通过睾丸或附睾穿刺取精进行试管婴儿治疗；对于炎症引起的附睾管梗阻可以在显微镜下进行输精管附睾管吻合术，将梗阻近睾丸端的附睾管和输精管连接，使精子排出；对于输精管结扎术后或因其他手术被误扎的患者，可以找到输精管的两个断端，通过显微吻合的方法连接起来；对于射精管或射精管开口的梗阻患者，可以使用精囊镜引导下扩张射精管治疗，或者经尿道用电切镜将射精管开口切开扩大。

3. 精索静脉曲张的手术治疗

精索静脉曲张是男性的常见疾病。据统计，正常男性中约有 10% 患有精索静脉曲张，而在不育男性中的发生率约为 40%。

因此，如果有以下其中一种情况最好采取手术治疗：

（1）少弱精子症同时伴有精索静脉曲张；

（2）精索静脉曲张伴同侧阴囊坠胀酸痛；

（3）重度精索静脉曲张。

精索静脉曲张的手术方法是将精索静脉切断结扎，阻止静脉血液倒流，目前主要有三种手术方式：①腹腔镜精索静脉高位结扎术；②腹膜后高位精索静脉结扎术；③显微精索静脉结扎术。

4. 勃起功能障碍的手术治疗

勃起功能障碍也是男性的常见疾病，目前的手术治疗方式主要有：血管手术和阴茎假体植入手术。

5. 睾丸及附睾取精手术

对于许多梗阻性无精子症患者来说，首选的治疗方法是解除梗阻，使精子可以射出体外，并自然怀孕。对于无法手术解除梗阻或手术失败的患者，可以通过微创睾丸或附睾穿刺手术取出精子，并进行试管婴儿治疗。非梗阻性无精子症患者虽然睾丸生精功能明显降低，但许多患者的睾丸内仍有少部分生精小管有生精功能和成熟精子，如果此时再通过微创穿刺抽

老公必看

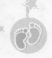
吸手术取睾丸内精子，绝大多数会失败。随着显微手术的开展，显微睾丸切开取精术成为非梗阻性无精子症患者获得精子的最佳途径。

影响男性生育力的因素有哪些

1. 睡眠不足

熬夜和睡眠不足，已经成为男性生殖健康的头号杀手。熬夜和睡眠不足会使男性内分泌紊乱和免疫力降低，容易引起性欲低下、勃起功能障碍、早泄等性功能障碍，容易患慢性前列腺炎和附睾炎，还会造成精子质量变差，引起男性不育。因为精子的产生和发育主要在夜间进行，熬夜会导致生精功能紊乱，造成精子数量减少、活力变差、畸形率和 DNA 碎片率升高，容易造成男性不育和女方流产。

另外，经常熬夜的人长期处于应激状态，容易患高血压、心脑血管疾病、神经衰弱、恶性肿瘤、抑郁症等疾病。夜间睡眠能够使人体各个器官得到休息和自我修复，白天睡觉只是有助于恢复精力，不能弥补熬夜造成的身体损害。男性要避免熬夜，应该在晚上 11 点之前上床睡觉，保证晚上 11 点到早上 7 点这 8 个小时的有效睡眠时间。

2. 吸烟和饮酒

尼古丁及醇类物质对睾丸的生精上皮有直接的毒性，会引起精子发育畸形、数量减少。过量饮酒会造成男性生育力下降，诱发慢性前列腺炎，引起性功能障碍。还会损害生殖内分泌功能，造成具有生物活性雄激素减少和雌激素相对增多，容易引起勃起功能障碍和性欲低下，甚至睾丸萎缩。白酒和洋酒的酒精浓度高，会影响精子的产生和发育，导致精子质量下降；而啤酒中含某种物质会减弱精子受精能力，也会造成男性生育力下降。故男性应避免长期过量饮酒吸烟。

3. 高温环境

精子怕热不怕冷，睾丸生成精子所需的合适温度要比体温低 1 ~ 2℃（35.6 ~ 36℃，温度超过 37℃ 就会对精子造成损害）。有些生活习惯，例如将笔记本电脑直接放在双腿上使用，机身所产生的热量会使睾丸周围温度升高；穿牛仔裤等紧身裤，会使阴囊紧紧贴在附近的皮肤上，妨碍热量的散发，使睾丸周围温度升高；泡温泉、蒸桑拿等行为，在厨房、锅炉房等高温环境下工作，都使睾丸处于高温环境。这些都会损害睾丸生精功能，造成精子数量和质量下降，引起男性不育。生育期男性应该尽量避免上述生活习惯和远离高温环境。

4. 久坐

长时间坐或骑车等行为，会造成男性生殖器官（睾丸、附睾、前列腺和精囊腺）血液循环不畅，使男性生殖器官功能下降，引起不育和性功能障碍。久坐使男性容易患慢性前列腺炎和附睾炎，还会造成睾丸温度升高，严重损害睾丸的生精功能，导致精子质量下降。建议久坐的男性至少每隔半小时站起来活动一会儿。

5. 坐软沙发

人类的坐姿是以臀部坐骨的两个结节作为支撑点的，这时男性的阴囊轻松地悬挂于两大腿之间，既受到保护，又不会被压迫。但如果坐在柔软的沙发上，坐姿则会改变，原来的支撑点随之下沉，整个臀部随之陷入沙发中，沙发的填充物和表面用料就会包围、压迫阴囊。当阴囊受到过久压迫时，会出现静脉回流不畅，易引发精索静脉曲张，阴囊的温度也会随之升高，以致影响男性的性功能和生育能力。

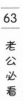

6. 性生活

性生活过频，每次射出的精子含量减少，且精子的成熟度不够，使受孕机会减少。但房事过少（每周不到 1 次）会使睾丸的新陈代谢降低，也会造成精子质量下降，并且过少的性生活也不利于女性卵巢的新陈代谢。

7. 汽车尾气

研究表明，男性长期处于汽车尾气污染中会降低其精子活力，进而导致生育能力受到影响。如果男性每天暴露于汽车尾气污染中多于 6 小时，那么他的精子游动能力就会降低，从而影响到精子同卵子结合的能力。

8. 高危职业

放射线、有机溶剂（苯、二硫化碳和甲醛等）、重金属（铅、汞、铝、铜、镉、锰、镍、铬、砷等）等有毒物质会造成精子数量和活力下降、畸形率和 DNA 碎片率升高，引起不育。因此，电焊工人、电池厂工人、印刷工人、油漆工人、装修工人和建筑工人等人群，都是男性生殖健康容易受损害的高危人群。

 # 男性生殖道会发生哪些炎症

男性生殖道感染主要包括附睾炎、精囊炎及前列腺炎等。生殖道感染，组织炎性增生，会造成输精管壁增厚，管腔纤维化、狭窄，从而使精子不能输出。炎性反应又可使精子活力降低或丧失，精浆成分改变，从而影响精子质量。

1. 附睾炎

多见于中青年，可分为急性和慢性两种。急性附睾炎起病急，附睾突然肿大，压痛明显，伴有畏寒、发热、头痛、恶心、呕吐。慢性附睾炎多为急性附睾炎后遗症，或起病时就为慢性感染。

2. 精囊炎

主要表现为性交射精后有明显的下腹会阴部胀痛，同时伴有血精或脓精，直肠指检精囊有压痛及肿大。精液检查可发现白细胞数增多。

3. 慢性前列腺炎

慢性前列腺病变，使精液正常成分及理化性质发生改变，影响精子活力和存活，使生育能力下降。主要表现有下腹、会阴部不适或酸胀痛，尿频，尿痛，尿道灼热或排尿不尽感。排尿末尿道常有黏性分泌物。直肠指检可发现前列腺有大小、质地的改变，并有压痛。检查前列腺液及彩超可帮助诊断。

 # 慢性前列腺炎影响生育吗

从理论上说，前列腺是人体的附属性腺，其分泌物前列腺液是精液的一部分，炎性病变必然影响精液的组成成分，并干扰精子的活动和功能，从而影响男性的生育能力。但在临床上确实发现不少患慢性前列腺炎多年，前列腺液有很多脓细胞的男子，其生育能力并没有受到影响。因此，患慢性前列腺炎的男青年，切不可悲观失望，背上沉重的思想包袱而不能自拔。

另一个值得注意的动向是，不少患不孕症同时有慢性前列腺炎的病人，执意认为是慢性前列腺炎导致的不孕症，这也有些偏颇。其实，引起不育症的原因很多，有男方的，有女方的，有双方的，不能只看到慢性前列腺炎的诊断，而忽略了其他原因的诊断。况且即使是因前列腺炎引起的不育，目前也可通过精子体外处理，行宫腔内人工授精或其他辅助生殖技术达到生育目的。

男性不育案例

小王为了优生优育，到医院做孕前检查。精液检查结果为中度弱精症、重度畸形精子症。医生询问了小王平时的生活习惯，原来小王工作强度大、运动少，下班回家后长时间接触电脑，还常常熬夜，偶尔还跟朋友一起吸烟喝酒。医生劝说小王改变不良的生活习惯，并戒烟戒酒，同时给小王服用了改善精子质量的药物。3个月后，小王再到医院复诊时，人的精神面貌也好了，整个人神采奕奕。复查精液指标，都接近了正常值。

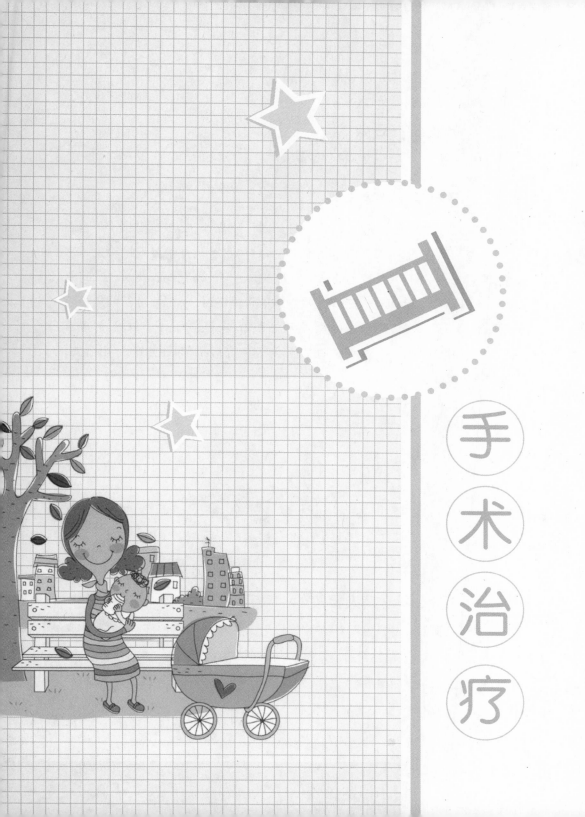

手术治疗

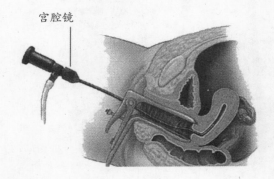

宫腔镜手术

1. 什么是宫腔镜手术

宫腔镜手术是一项新的、微创性妇科诊疗技术，宫腔镜是用于子宫腔内检查和治疗的一种纤维光源内窥镜。利用宫腔镜技术可直接检视子宫腔内病变，准确有效进行定位采集病变组织送检，诊断准确、及时、全面、直观。准确有效进行输卵管插管，检查输卵管通畅度，疏通输卵管间质部阻塞；行宫腔镜手术切除子宫内膜、黏膜下肌瘤、内膜息肉、子宫纵隔、分离宫腔粘连和取出异物，可发现早期癌症等，疗效好，不开腹，创伤小，出血少，痛苦轻，康复快。

宫腔镜

2. 为什么不孕病人要做宫腔镜手术

子宫是"胎儿的宫殿"，子宫腔是胎儿要住 10 个月的房间，子宫腔正常才容易受孕。宫腔镜检查可以发现一些潜在的宫腔异常，如子宫内膜息肉、宫腔粘连、黏膜下肌瘤等。

3. 宫腔镜手术最佳时机

手术通常选择在月经干净后 3 ~ 7 天进行，并且术前、术后禁止同房，否则容易增加感染风险，而对于不规则阴道出血的病人，少量点滴出血也需要检查，必要时给抗生素预防感染。

4. 宫腔镜手术有危险吗

宫腔镜手术虽然是微创手术，但是仍会有一定概率发生术后并发症，如子宫穿孔、感染、心脑综合征、水中毒等。

5. 宫腔镜手术后可以马上怀孕吗

对于有生育要求的女性来说，通常在宫腔镜手术之后一次月经周期即可怀孕，但一些特殊手术除外，例如对子宫创伤较大的黏膜下肌瘤切除、宫腔重度粘连分离等，需要给子宫一个充分的修复时间方可考虑试孕。

6. 宫腔镜手术后需要注意哪些事项

宫腔镜手术后 6 小时左右即可下床活动，术后可能出现不同程度的疼痛，多放松可自行缓解，术后可进营养丰富的软食，减少刺激性食物的摄入。对手术创面大、出血多的患者，多在术后放置宫腔气囊导尿管，起到压迫止血作用。

7. 宫腔镜手术后饮食需要注意哪些事项

一般经过宫腔镜手术的患者在清醒后 6 小时，应该都可以恢复进食。进食前可以先喝些温开水，如无不适应的现象，即可以进食半流质的食物（例如稀饭），隔天就可恢复正常的饮食。由于伤口的愈合需要利用蛋白质，因此要摄取高蛋白质的食物（例如鱼、瘦肉、蛋），以加速伤口的愈合。避免进食刺激性的食物（例如辣椒、咖啡），以免刺激胃酸分泌，造成肠胃

手术治疗

的不适。

8. 宫腔粘连术后注意事项

宫腔粘连手术的效果很大程度上取决于是否能够预防再次粘连，所以围绕这一点，需要注意以下几个方面。第一，经过宫腔镜手术分离粘连后，通常需要在宫腔内放置阻隔材料以防止粘连复发，目前临床上最常用的材料是宫内节育器，需放置3个月左右再取出。第二，术后建议继续服用雌激素以帮助内膜修复。第三，宫腔镜术后通常会有少量阴道出血，故术后需保持外阴清洁，禁止性生活直至下一次月经来潮。第四，术后注意休息，避免大负荷的工作，常规服用抗生素以预防感染。

9. 宫腔镜手术需要住院吗

宫腔镜手术分为两类，一类是宫腔镜检查，一类是宫腔镜治疗。宫腔镜检查不需要住院，门诊手术室即可完成。宫腔镜治疗通常情况下需要住院手术，但是一些单发的小息肉、简单的宫腔粘连均可在门诊完成，无须住院。

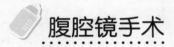

腹腔镜手术

1. 什么是腹腔镜手术

腹腔镜手术是在密闭的盆、腹腔内进行检查或治疗的内镜手术操作。将带有光源的镜头插入腹腔，将盆腹腔内的影像实时显示于监视屏幕上。腹腔镜手术系微创手术，它具有创伤小、并发症少、安全性高、出血少、术后康复快等优点。

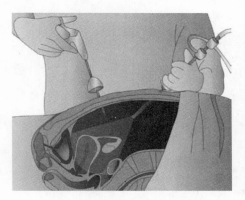

腹腔镜手术

2. 为什么不孕症病人要做腹腔镜手术

腹腔镜检查可以发现一些潜在的盆腔病变，如盆腔子宫内膜异位症、输卵管粘连与积水等，通常不孕症患者需要进行宫腹腔镜联合手术，同时明确是否存在宫腔病变及输卵管的外观是否正常、输卵管是否道畅。

3. 腹腔镜手术时机

手术通常选择在月经干净后 3 ~ 7 天进行，并且术前、术后半个月禁止性生活，否则容易增加感染风险，必要时给抗生素预防感染。

4. 腹腔镜手术会有危险吗

腹腔镜手术虽然是微创手术，但是仍然有一定概率发生术后并发症，如穿刺损伤、腹腔出血、气体栓塞、皮下气肿等。

5. 腹腔镜手术后可以马上怀孕吗

对于有生育要求的女性来说，通常在腹腔镜手术之后一次月经周期即可怀孕，但一些特殊手术除外，例如对子宫创伤较大的腹腔镜下肌瘤挖出术，需要给子宫一个充分的修复时间方可考虑试孕。

6. 腹腔镜手术后需要注意哪些事项

腹腔镜手术后 6 小时左右即可下床活动，术后可能出现不同程度的疼痛，尤其有腰背酸痛等，多放松，适当活动后一般能自行缓解。术后可进营养丰富的软食，减少刺激性食物的摄入。对手术创面大、出血多的患者，术后放置腹腔引流管，能起到观察腹腔出血的作用。

7. 腹腔镜手术后饮食需要注意哪些事项

一般经过腹腔镜手术的患者在清醒后 6 小时，可以进食，起先，先喝些温开水，没有不适应的现象，就可以进半流质的食物（例如稀饭），隔天肛门排气后就可恢复正常的饮食。由于伤口的愈合需要利用蛋白质，因此要摄取高蛋白质的食物（例如鱼、瘦肉、蛋），以加速伤口的愈合。避免进食刺激性的食物（例如辣椒、咖啡），以免刺激胃酸分泌造成肠胃的不适。

8. 腹腔镜手术需要住院吗

腹腔镜手术需要在全身麻醉下进行，虽然与传统的开腹手术相比，腹腔镜手术属于微创手术，但是仍有一定的创伤性，可能发生血管、消化道、泌尿道等损伤，故术后仍需住院几天以方便观察恢复情况。

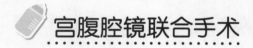 宫腹腔镜联合手术

宫腹腔镜联合手术包括宫腹腔镜探查、输卵管造口整形及宫腔镜下插管通液等手术。

腹腔镜输卵管整形术是比较有效的诊断及治疗女性不孕的方法，而且可以直视检查子宫形态，了解卵巢和输卵管情况、盆腔内炎症程度及有无

子宫内膜异位症病灶等，对异常情况予以矫治。宫腹腔镜联合手术可以准确、快速且有效地祛除输卵管积水、粘连等病变。对于输卵管间质部阻塞，部分病例可以通过宫腔镜下输卵管插管注射美蓝液，同时腹腔镜下观察输卵管伞端是否有美蓝液流出，从而判断是否有输卵管阻塞并通液治疗，达到最理想的女性不孕手术治疗效果。

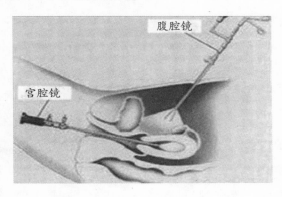

宫腹腔镜联合手术使患者成功受孕案例

董女士，35岁，2年前在怀孕60天时胎儿停止发育后，做了清宫手术，术后开始出现月经量减少，做了三维彩超提示宫腔粘连。医生建议她做宫腔镜手术。宫腔镜下见宫腔内条索状粘连带，将子宫分为左右两个腔，于是在直视下用微型剪刀剪开粘连带，恢复了宫腔形态，术后用药物增厚内膜进行巩固治疗。经过手术加药物治疗，董女士经量增多了，于手术后第2个月成功妊娠。

许女士，35岁，婚后积极试孕3年，都没有怀上宝宝。她来到生殖科门诊，医生为她做了各项孕前及不孕检查都没有发现

手术治疗

明显的异常。医生建议她可以选择先做宫腹腔镜检查，进一步寻找不孕的原因，也可以做 2-3 次人工授精，如果没有怀上再考虑宫腹腔镜手术。许女士跟丈夫商量后，决定暂时不做宫腹腔镜，要求先做人工授精。遗憾的是，两次人工授精过程都非常顺利，可好孕仍然没有降临在她的身上。无奈之下，许女士决定听从医生的建议，做宫腹腔镜手术。结果在手术的过程中，医生发现许女士的盆腔腹膜以及卵巢表面多处均可见散在的内异病灶，也就是医学上说的盆腔子宫内膜异位症。在手术过程中，医生将盆腔内可见的内异病灶均进行了相应的处理，手术后又给许女士打了两支 GnRH 进行巩固治疗。结果宫腹腔镜手术后的第一次人工授精，许女士就成功怀上了宝宝。许女士知道怀孕的消息后，拉着医生的手说："真心感谢生殖科的各位医生，虽然过程很曲折，但是能够成功怀孕，离不开医生们的专业和努力，在看病的过程中跟医生、护士都结下了深厚的感情，以后一定带着出生的宝宝来看大家。"

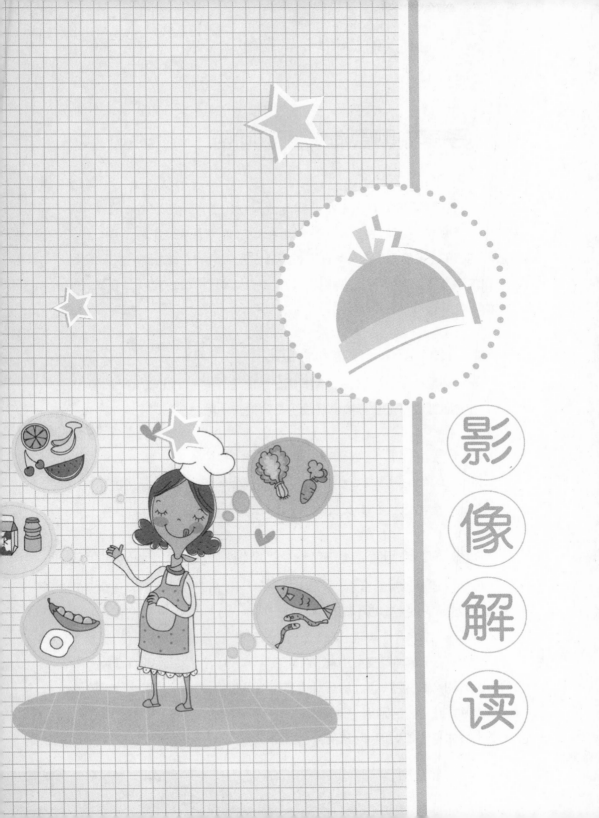

影像解读

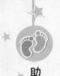

 # 子宫输卵管造影知识问答

子宫输卵管造影是生殖中心常见的检查。子宫输卵管造影有超声下和 X 线下碘油造影两种。超声造影是在 B 超监测下从子宫造影管里注入造影剂，在三维静态、四维动态下观察输卵管的通畅性，这种检查损伤小，与在 X 线下子宫输卵管造影相比，患者不会受到射线的伤害，且在做完检查的下个月就可以备孕。

1. 为什么要做子宫输卵管造影

影响怀孕的因素非常多，输卵管有异常是其中一个比较常见的原因，而子宫输卵管造影是最直接也是最客观的检查手段。

2. 子宫输卵管造影很痛，是这样吗

不一定。有些人对疼痛刺激不太敏感，有些人则很敏感，所以不能一概而论，一般来说，大部分人都会有一些不舒服，但是不至于特别疼。

3. 做子宫输卵管造影有什么危险吗？或是有什么副作用吗

输卵管造影虽然安全、微创，但毕竟是手术，出现一些术后反应也是正常的，归纳一下主要有以下几种：

（1）类人流综合征表现，具体为恶心、呕吐、出冷汗、心率变慢、血压下降等，主要是迷走神经反射引起，一般休息半小时后可自行缓解，个别严重的持续时间会长久些，通过用药对症处理可以很快好转。

（2）盆腔疼痛，这是因为子宫、输卵管受到牵拉或药液进入盆腔的关系，一般术后休息一段时间即可好转。

（3）阴道出血，因人而异，一般量少，3～7日内多可消失，存在个体差异，有些人持续半个多月。

（4）局部感染，发生率较低，一般术后口服抗生素3天基本可以避免。

（5）药物过敏，个别患者会出现过敏症状，采取对症处理就能好转。

4. 输卵管造影和输卵管通液是一回事吗

输卵管造影是通过导管向宫腔及输卵管注入造影剂，利用X线或超声仪器，根据造影剂在输卵管及盆腔内的显影情况来了解输卵管是否通畅、阻塞部位及宫腔形态的一种检查方法。有一定的治疗作用，能起到通液的效果。

输卵管通液，又称输卵管通水，是输卵管通畅性粗略检查方法之一。医生通过导管往宫腔注入一些液体药物，根据推注药液时阻力的大小及液体反流的情况，判断输卵管是否通畅，这种方法可以大体估计输卵管是否堵塞，但不能定位病变的部位。故建议尽量行输卵管造影，通过一次检查明确输卵管是否通畅或阻塞部位。

5. 输卵管通液通畅，还需要做造影吗

一般来说，输卵管通液通畅意味着输卵管通畅，但是毕竟定位不是特别准确，比如：有部分人的输卵管近端阻塞，但是因为子宫内膜受损等原因，药水会透过内膜进入子宫肌壁间的静脉或淋巴，这时候通液医生也可能感觉输卵管是通畅的。

还有部分人的输卵管远端阻塞，输卵管有扩张、积水，药水会聚集在输卵管远端，而这个时候医生也可能以为输卵管是通畅的。所以，做造影才能清晰客观地判断输卵管是否通畅。

6. 子宫输卵管造影前需要做哪些准备

一般在月经干净后3～7天内，禁止性生活，白带检查正常，确定无生

殖道炎症,如行 X 线下碘油造影碘过敏试验阴性即可进行检查(治疗)。

7. 做完子宫输卵管造影有没有什么注意事项

为了避免造成感染,检查完后要服用消炎药,2 周至 1 个月内不能性生活,禁止盆浴、游泳等。

8. 做子宫输卵管造影有没有时间规定

常规选择在月经干净后 3 ~ 7 天。检查时间太早,子宫内膜尚未完全修复,易引起感染,引发子宫内膜异位等,太晚的话,子宫内膜太厚,易造成输卵管内口假性阻塞或导管类器械擦伤内膜,易致术中及术后出血,所以不要告诉医生错误的月经周期。

9. 子宫输卵管造影的禁忌证

任何医学检查或治疗都有其适应证及禁忌证,造影检查的适应证很广,任何各段输卵管阻塞均可选择输卵管造影;输卵管近端阻塞可行输卵管插管通液术。需要提醒患者朋友的是,对于以下情况造影是禁忌的:(1)输卵管结核或活动性肺结核患者;(2)严重心功能不全者;(3)生殖器炎症急性发作期、月经期;(4)碘过敏者。

10. 输卵管堵了怎么办

先要看堵塞的地方。如果堵塞在近端,可以在介入科行介入治疗疏通输卵管,把堵塞的地方打通,常用的方式是导丝疏通加药物液体冲刷。或选择行宫腹腔镜联合手术治疗,近端宫腔镜下插管通液,输卵管远端积水可行腹腔镜下输卵管造口术。

输卵管阻塞或积水的病因

研究表明，由于输卵管各种病变导致输卵管阻塞性不孕占女性不孕症32% ~ 37%。导致输卵管阻塞或积水的原因有：

1. 各类感染

阴道或宫颈炎症经子宫内膜向上蔓延，引起输卵管黏膜炎性改变，输卵管上皮发生退行性或成片脱落，导致输卵管黏膜粘连，继而引起输卵管管腔或伞部闭锁阻塞。病原体主要有葡萄球菌、链球菌、大肠杆菌、淋球菌、变形杆菌、肺炎球菌、衣原体（亚洲人群中衣原体占28%左右）等。

2. 机械性输卵管阻塞

这由某些脱落的栓子及器官的功能性收缩造成。如月经期的内膜碎片、血凝块，还有药物流产及人工流产时由于子宫收缩及流产时的子宫负压吸引的突然解除引起胚胎组织及胚胎附属物进入输卵管造成输卵管阻塞。少数患者由于输卵管液的固缩或输卵管受到刺激时会发生功能性痉挛致开口及管腔收缩而形成输卵管梗阻。

 # 输卵管阻塞的分类

1. 输卵管通而不畅

主要是由于输卵管内碎屑、脱落细胞、黏液栓或血块造成输卵管阻塞，

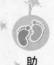

或输卵管过于纤细弯曲，或输卵管与盆壁、邻近器官粘连，牵拉了输卵管的活动。

2. 输卵管局部阻塞

多是由于输卵管局部粘连导致。分为近端（峡部、壶腹部）阻塞与伞端阻塞。其中近端阻塞的患者为介入治疗最佳适应证。而伞端粘连阻塞或积水的患者是腹腔镜手术治疗适应证。

3. 输卵管全程阻塞

多为病程过长延误治疗或输卵管结核等感染所致，因输卵管形成瘢痕、挛缩、僵硬，功能发生不可逆性改变，即使疏通成功，也很难自然受孕。

诊断输卵管病变的方法主要有哪些

（1）DSA 设备下利用 X 线进行的子宫输卵管造影（HSG）或选择性输卵管造影（SSG）。

（2）三维超声子宫输卵管造影（3D ~ HyCoSy）。

（3）腹腔镜手术。

由于腹腔镜手术检查是有创手术且价格昂贵，虽然诊断准确率最高，但一般不作为首选方法，而子宫输卵管造影由于操作简单易行，诊断准确率高、患者耐受性好、费用低廉等特点成为患者首选检查方法；其更为显著的优势还在于造影不仅可明确输卵管是否阻塞及阻塞的具体部位和性质，而且能够进一步进行输卵管再通的介入治疗术，起到诊断治疗双重作用。另外，造影与介入治疗的患者所接受 X 线辐射剂量也是很安全的。近年来研究表明，正常操作下每位患者接受的放射剂量平均在 0.014msv 左右，符合国际放射防护委员会的规定剂量，远低于我国标准（我国规定数据是年接受辐射剂量不超过 20msv）。

介入治疗的方法

　　主要有 DSA 下双腔球囊导管法加压注射输卵管再通术与同轴导管、导丝法选择性输卵管再通术（T ~ FTR）两种。后者是在 DSA 机引导下采用同轴导管系统，经阴道、宫颈、宫腔、子宫角向输卵管送入输卵管导管，进行输卵管选择性造影后，依据具体情况经输卵管导管向输卵管送入同轴导管及微导丝，通过微导丝将堵塞的输卵管进行再通的治疗过程。T ~ FTR 介入再通术主要适用于输卵管阻塞于间质部及狭部的不孕症患者。

　　近几年的病例表明，复杂性输卵管病变率明显升高，即近端阻塞、伞端积水梗阻、盆腔粘连同时存在的情况增加，因此治疗难度加大。

　　对于输卵管伞端积水阻塞的患者，介入治疗并非适应证，应首选腹腔镜诊断治疗。

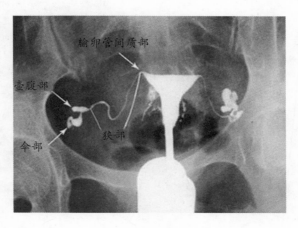

输卵管通水图

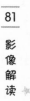

影像解读

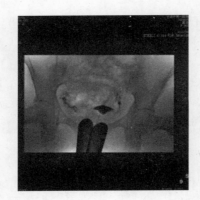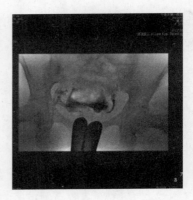

正常输卵管造影图像

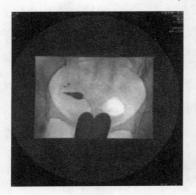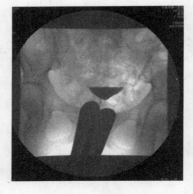

左侧输卵管阻塞造影图像　　　　　双侧输卵管阻塞造影图像

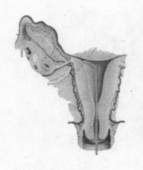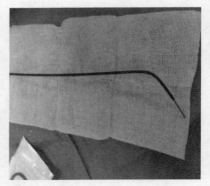

同轴导管导丝法介入治疗原理图　　导管导丝实物图

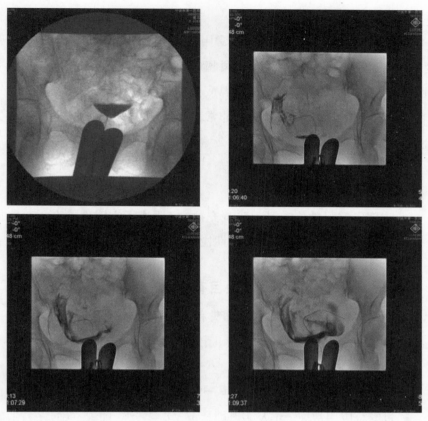

两侧输卵管狭部阻塞患者经介入治疗后两侧输卵管再通,该患者在术后 2 月后怀孕

超声检查知识问答

1. 超声检查有辐射吗

超声检查没有辐射产生。B超检查是采用超声波的强弱点来汇成图像,超声检查不像 X 光那样会对胎儿造成伤害,并没有辐射,所以大家可以放心。孕妇做超声检查现在已经相当普及,主要是为了发现一些妊娠不良因

影像解读

素,如宫外孕、胎儿畸形等。

孕妇B超检查安全度对比,常常用于治疗结石的超声波疗法,能量密度一般要达到2瓦/厘米^2。而妇产科超声波的强度不超过0.094瓦/厘米^2,并且作用时间也短得多,所以是非常安全的。再加上胎儿体内极少含有气体,不会产生空化效应,安全指数非常高。不过早孕期还是建议尽量减少胎儿的超声暴露次数。

2. 超声检查的注意事项

经腹部子宫附件检查必须膀胱充盈;经阴道子宫附件检查需膀胱排空,且尽量避开经期,查窦卵泡需经期检查。

3. 孕前需要检查的超声项目有哪些

女性:子宫、宫颈、附件(包括卵巢和输卵管)、盆腔超声检查。
男性:前列腺、睾丸、附睾、精囊、精索静脉超声检查。

4. 不孕不育的"一站式"超声检查有哪些

通过综合应用常规二维及多普勒超声、宫腔三维、卵泡三维、子宫输卵管三维、四维超声、造影等各项技术,对不孕不育患者进行"一站式"超声检查,系统评估导致不孕不育的常见因素。

步骤1:通过常规二维及多普勒超声观察子宫(形态、大小、肌层回声)、内膜(厚度、回声类型、运动、血流)、卵巢(大小、卵泡、囊肿)、子宫动脉等情况,评估子宫与卵巢器质性病变以及内膜容受性、卵巢储备功能等功能性状况。

步骤2:通过宫腔三维成像评估宫腔形态以及宫腔粘连等内膜病变。

步骤3:常规外阴及阴道、宫颈消毒后宫腔置管,并向宫腔内注入混悬液,进一步观察宫腔形态以及宫腔粘连、内膜息肉、黏膜下肌瘤等病变,根据需要可静脉注射超声微泡造影剂,观察病变的微循环血供信息。然后向宫腔内注入超声微泡造影剂，观察造影剂通过宫腔、输卵管、伞端喷射以及盆腔弥散的全过程，评估双侧输卵管通畅性以及盆腔粘连情况。

经过上述 3 个环节"一站式"的超声检查，对于不孕症常见子宫因素（子宫畸形、宫腔粘连、内膜息肉、子宫肌瘤、子宫腺肌症、子宫内膜容受性等）、输卵管因素（输卵管通畅性）、卵巢因素（卵泡发育、多囊卵巢、子宫内膜异位症、卵巢储备功能等）进行系统的评估与排查，可以成为不孕症常规而有效的检查方法。

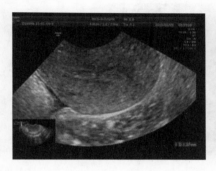 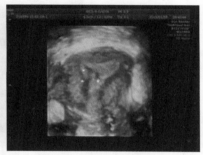

宫腔粘连：宫腔二维显示子宫内膜连续性中断，不规则低回声带贯穿内膜全层，三维成像（3D）显示内膜不规则缺失区。

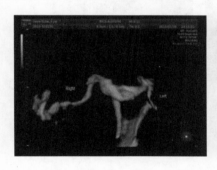 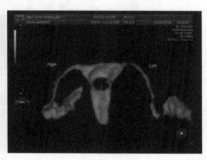

双侧输卵管通畅：子宫输卵管四维超声造影显示正常子宫、双侧输卵管走形以及盆腔的造影剂均匀弥散。

影像解读

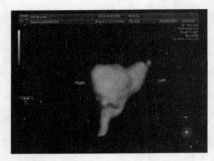

双侧输卵管不通：子宫输卵管四维超声造影只显示宫腔形态，未显示双侧输卵管。

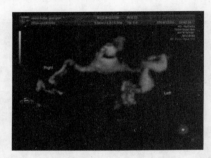

左侧输卵管积液：子宫输卵管四维超声造影显示宫腔以及右侧输卵管通畅，走形扭曲；左侧输卵管远端膨大

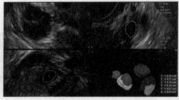
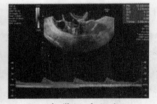

三维窦卵泡计数　　　　　　卵巢间质血流

卵泡三维超声监测卵巢窦卵泡数量，评估卵巢储备功能

 产科超声检查

　　超声检查是一种无创、可重复进行的检查技术，孕妇可以通过产前超声检查了解胎儿在宫内的生长发育状况，及时发现胎儿的异常情况，从而

有效降低严重畸形儿的出生率。但超声检查也具有一定的局限性,它可以发现胎儿的大部分畸形,但不能检出胎儿的所有异常。

1.产科超声检查的种类

常见的产科超声检查主要有三种:常规产科超声检查(二维彩超);胎儿系统超声筛查及针对性超声检查;产科三维、四维彩超检查。每一种检查的目的、内容、详尽程度、所需时间、最适宜的检查时期及所用设备等都有所不同,故需在医生的指导下根据孕周及胎儿情况选择不同类型的产科超声检查。

2.产科超声检查的方式

产科超声检查的操作有两种方式,分别为经腹部超声、经阴道超声。前者检查时医生通过腹壁移动感应器获取胎儿的图像。阴道探查是将狭长的感应器套上防菌橡胶套后置入孕妇的阴道,通常获得的图像更加清晰。不管是哪一种方式,孕妇都不会有疼痛感。

3.产科超声检查时间

早孕期筛查:孕 11 ~ 13 周 $^{+6}$ 天测颈项透明层(NT)

中孕期筛查:孕 18 ~ 24 周进行胎儿系统超声筛查(三级产科超声筛查)

　　　　　　孕 22 ~ 26 周进行三维或四维超声筛查

4.产科超声检查注意事项

(1)妊娠 12 周以内和中、晚孕需要检查宫颈的孕妇可选择经阴道超声或经腹部超声。选择经腹部检查时,需适当充盈膀胱(憋尿);而选择经阴道超声,在检查前则需要排空小便。

(2)检查子宫前壁下段瘢痕或疑有前置胎盘和阴道出血的孕妇需要适当充盈膀胱(憋尿)。

（3）超声检查能发现大部分的胎儿畸形，因受被检查者的各种因素（孕妇自身腹壁过厚、孕周过大或过小、胎儿体位、羊水过多过少等）影响并不能检出所有的胎儿畸形，导致误诊漏诊的风险增大。

（4）胎儿时期曾经出现过的异常以及胎儿畸形是一个动态形成的过程，当没有发展到一定程度，有可能不为超声所显示，因此需要定期复查。

（5）部分胎儿畸形产前诊断非常困难，甚至无法查出，例如：部分房间隔缺损、肺静脉畸形引流、手足畸形、耳畸形，以及大体形态变化较小的畸形等，需进行针对性的检查才有可能被发现，且诊断的准确度有限。

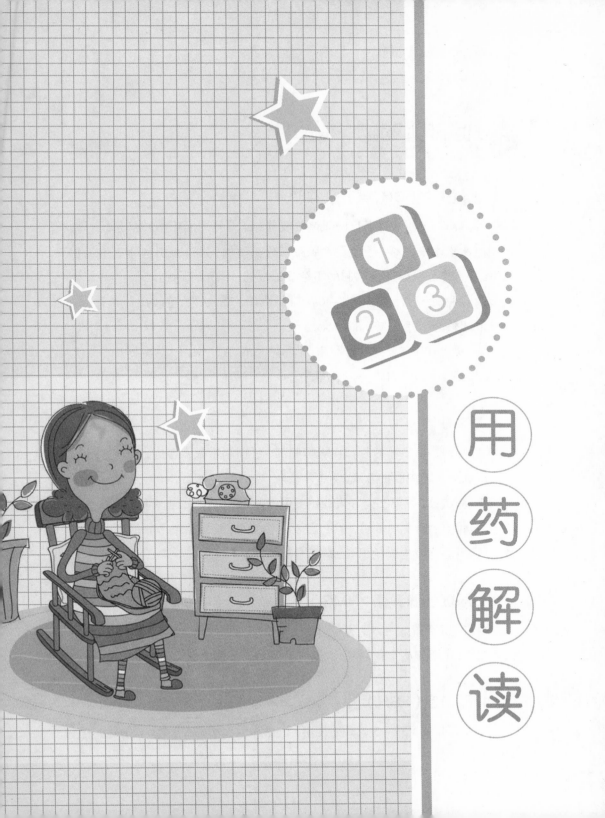

用药解读

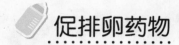

促排卵药物

1. 氯米芬（CC，克罗米芬）

（1）原理：CC可与下丘脑雌激素受体结合，可阻断中枢神经系统对循环中雌激素水平的感应，使促性腺激素分泌增加，进一步引起卵泡生长和发育，是多囊卵巢综合征引起的不孕症治疗的一线治疗药物。

（2）用法：从月经的第2～6天开始服用，50mg/天，连续用药5天；最多可以调整至100～150mg/天×5天。

（3）优点：具有较高的排卵率，排卵率达60%～90%。

（4）缺点：影响内膜、宫颈黏液。

2. 来曲唑

（1）原理：来曲唑为芳香化酶抑制剂，可抑制雌激素合成，无克罗米芬拮抗宫颈和子宫内膜的效应。

（2）用法：月经第2～6天开始服用，2.5～5.0mg/天，连续用药5天。

（3）优点：诱发剂量小，不良反应少，耐受性好，促使单个卵泡发育。半衰期短，不会抑制内膜的增长，不影响宫颈黏液。

3. 尿促性腺激素（HMG）

用法：月经第3～5天开始使用，根据卵泡大小，通常75～150u/天，肌肉注射，直至卵泡直径达到18mm。

4. 丽申宝（FSH）

用法：月经第3～5天开始使用，根据卵泡大小，通常75～150u/天，肌肉注射,直至卵泡直径达到 18mm。

5. 促性腺激素释放激素类似物（GnRH-a）

（1）抗子宫内膜异位症治疗：长效 GnRH-a（诺雷德、贝依）间隔 28 天一次（皮下注射）,通常 3 ~ 6 个疗程。

（2）促排卵治疗：待卵泡直径达到 18mm,可行短效 GnRH-a（曲普瑞林）0.1mg 皮下注射。

6. 绒促性素（HCG）

用法：待卵泡直径达到 18mm,可行 5000 ~ 10000IU 肌肉注射。

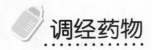

调经药物

1. 补佳乐（戊酸雌二醇）

用法：1 ~ 2mg/ 天 ×21 天,常与孕激素序贯使用。

2. 达芙通（地屈孕酮）

用法：10mg/ 天 ×（10 ~ 14）天

3. 芬吗通（雌二醇、雌二醇地屈孕酮）

（1）规格：雌二醇 1mg（白片）、雌二醇地屈孕酮 1 ~ 10mg（灰片）；雌二醇 2mg（红片）、雌二醇地屈孕酮 2 ~ 10mg（黄片）。

（2）用法：雌孕激素序贯疗法,白片 / 灰片 1 粒 / 天 ×14 天；红片 / 黄片 1 粒 / 天 ×14 天。

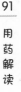

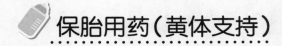

保胎用药（黄体支持）

1. 达芙通（地屈孕酮）

用法：1 次 10mg，口服 2 ~ 3 次 / 天，保胎至 12 周，反复流产可以保胎至 16 ~ 20 周。

2. 黄体酮针

用法：20 ~ 40mg/ 天，保胎至 10 ~ 12 周。

3. 安琪坦（黄体酮胶囊）

用法：1 次 0.1g，口服 2 ~ 3 次 / 天，或 1 次 0.1 ~ 0.2g，塞阴道 2 ~ 3 次 / 天。

4. 雪诺酮（黄体酮凝胶）

用法：90mg/ 支，1 天 1 支，早晨塞阴道。

免疫抑制用药

对于免疫性不孕的患者，需要使用免疫抑制剂，主要为类固醇激素。类固醇激素虽然能抑制抗体，但副作用较明显，如强的松（泼尼松）或地塞米松。常需根据临床检验指标，决定用药种类及用药时间的长短。

1. 泼尼松

用法：5 ～ 10mg/ 天，连用 3 ～ 12 个月，如大剂量使用，停药前需逐渐减量。

2. 地塞米松

用法：0.75mg 每次，每日一次。

3. 羟氯喹

用法：0.2g 每次，每日 1 ～ 2 次。

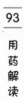

抗凝用药

在血栓前状态引起的复发性流产中，抗凝治疗被公认为有效的治疗方法，包括使用小剂量阿司匹林和低分子肝素。长期服用阿司匹林及低分子肝素，需要定期监测血小板数量、血小板凝集试验及其他相关凝血功能指标。

1. 阿司匹林

用量：25 ～ 75mg/ 天，口服。

2. 低分子肝素

用量：5000U/ 天，1 天 1 ～ 2 次，皮下注射。

用药解读

生殖中心常用药物使用方法记录简表

□ 达芙通：□排卵后第二天,时间：_____,开始连续服用_____天,早晚各一粒,口服

　　　　　□ 怀孕后：每天_____次,每次_____粒,口服

□ 安琪坦：每天_____次,每次_____粒,(阴道 / 口服)

□ 雪诺酮：每天一次,每次一支,塞阴道

□ 黄体酮注射液：每天一次,每次_____mg,肌肉注射

□ 补佳乐：开始时间：_____, 停止时间：_____ ；每天_____次,每次_____粒,口服

□ 芬吗通：□ 口服：每天_____次,□ 白片_____粒, 灰片_____粒；□ 红片_____粒/天,黄片_____粒。

　　　　　□ 塞阴道：每天_____次,□ 白片_____粒, 灰片_____粒；□ 红片_____粒/天,黄片_____粒。

□ 克罗米芬（来曲唑）：月经第_____天起口服, 每天_____次, 每次_____粒, 共服用_____天, 或_____后开始监测卵泡。

□ 尿促性腺激素：开始时间：_____, 停止时间：_____ ；每天_____次,每次_____支,肌肉注射,_____日监测卵泡。

□ 曲普瑞林：□ 0.1mg □ 0.2mg 皮下注射,时间：_____

□ 绒促性腺：□ 10000U,肌肉注射,时间：_____

　　　　　□ 5000U,肌肉注射,时间：_____

□ 低分子肝素：开始时间：_____,停止时间：_____ ；

_____次/日, _____支/次。脐周两侧腹壁或

手臂、大腿皮下注射,阴道出血停止注射,并就诊

□ 阿司匹林:每天_____次,每次_____粒,饭后服用,月经期停

用,月经干净后继续

□ 强的松:每天_____次,每次_____粒,早晨8点左右饭后服

用(排卵后开始服用),如果怀孕,继续服用至下次就诊

□ 二甲双胍:每天_____次,每次_____粒,饭后服用

□ 优甲乐:每天_____次,每次_____粒,早晨空腹口服,至复诊

□ 达英、妈富隆、尤思明:从月经第5天起,饭后服用,每日1片,共21

天(1盒),需继续服用者,停药1周继续服用21天

□ 溴隐亭:每天_____次,每次_____粒,饭后或吃饭时一起服用

□ 叶酸:0.4mg,每天1次,每次1粒,怀孕后3个月继续服用

□ 多种维生素(爱乐维或善存)每天_____次,每次_____粒,口服

□ 维生素E:每天_____次,每次_____粒,饭后口服

□ 含D钙剂:每天1次,每次_____粒,口服

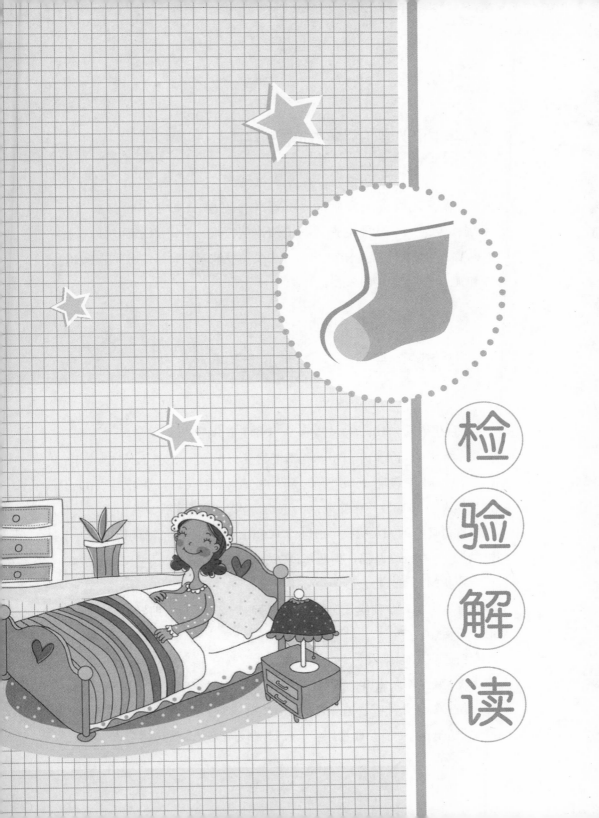

检验解读

孕前必查的实验室项目

（1）血常规检查；（2）尿常规检查；（3）血型（ABO 和 Rh）检查；（4）肝功能检查；（5）肾功能检查；（6）空腹血糖检查；（7）乙肝表面抗原检查（ HBsAg）；（8）梅毒螺旋体检查；（9）人类免疫缺陷病毒（HIV）筛查；（10）宫颈细胞学检查（1 年内未查者）。

孕前备查的实验室项目

（1）优生四项（TORCH）检查；（2）宫颈阴道分泌物（白带常规、支原体、衣原体、淋球菌）检查；（3）甲状腺功能检测；（4）地中海贫血筛查（广东、广西、海南、湖南、湖北、四川、重庆等地）；（5）糖耐量试验（OGTT）；（6）血脂常规检查；（7）妇科超声检查；（8）心电图检查；（9）胸部 X 线检查。

对准备怀孕的妇女应在孕前进行 TORCH 血清学筛查，对风疹病毒 IgG 阴性的妇女，孕前 3 月需注射风疹疫苗。对曾有胎膜早破、早产的高危人群或有症状的妇女进行宫颈阴道分泌物检查，异常者便于孕前治疗。

肥胖的夫妇在孕前应查血脂常规和糖耐量试验，有血糖异常及血脂异常应进行治疗。

有糖尿病高危因素的妇女，如：糖尿病家族史、多囊卵巢综合征、巨大儿分娩史、妊娠糖尿病史、无明显原因的多次自然流产史、胎儿畸形史、死胎史及足月新生儿呼吸窘迫综合征分娩史等，应在孕前行糖尿病筛查，可进行糖耐量试验，如有孕前糖尿病，应该控制好血糖后再怀孕。

对于甲状腺功能筛查，《妊娠和产后甲状腺疾病诊治指南》明确指出："国内有条件的医院和妇幼保健部门最好在女性怀孕前筛查甲状腺疾病。"

地中海贫血患者具有地域性特点，对广东、广西、海南、湖南、湖北、四川、重庆等地妇女建议进行筛查。

 ## 女性不孕不育的常规检查

主要包括检测有无排卵、输卵管情况、免疫性不孕等项目，主要项目分述如下：

（1）检测有无排卵

①月经第 2 ~ 5 天进行性激素检测，排卵后进行雌孕激素检测

②超声监测卵泡

③排卵期尿 LH 测定

④排卵期宫颈黏液测定

⑤基础体温测定

（2）检测输卵管情况

月经干净第 3 ~ 7 天，禁止性生活，进行子宫输卵管造影。子宫输卵管造影分为 X 线下的 DSA 子宫输卵管造影及超声下的子宫输卵管造影，术后注意抗炎。

（3）检测免疫性不孕项目：抗精子抗体、抗心磷脂抗体、抗子宫内膜抗体等。

读懂性激素六项

在妇科内分泌的检验单中，常见的女性激素"六剑客"（宁波市第一医院参考范围），分别为：

（1）FSH（促卵泡激素）：卵泡期：3.85 ~ 8.78IU/L

排卵期：4.54 ~ 22.51IU/L

黄体期：1.79 ~ 5.12IU/L

绝经期：16.74 ~ 113.59IU/L

（2）LH（促黄体生成素）：卵泡期：2.12 ~ 10.89IU/L

排卵期：19.18 ~ 103.00IU/L

黄体期：1.20 ~ 12.86IU/L

绝经期：10.87 ~ 58.64IU/L

（3）PRL（催乳素）：3.34 ~ 26.72ug/L

（注：以上三种激素是垂体分泌的）

（4）E2（雌二醇）：卵泡期：27.00 ~ 122.00ug/L

排卵期：95.00 ~ 433.00ug/L

黄体期：49.00 ~ 29.00ug/L

绝经期：0.00 ~ 40.00ug/L

（5）P（孕酮）：卵泡期：0.31 ~ 1.52ug/L

排卵期：0.30 ~ 1.60ug/L

黄体期：5.16 ~ 18.56ug/L

绝经期：0.00 ~ 0.78ug/L

（注：以上两种激素主要是卵巢分泌的）

（6）TT（睾酮）：0.10 ~ 0.75 ug/L

（注：可由肾上腺和卵巢分泌）

根据激素测定的目的,采血需要在不同时间进行:

（1）基础性激素测定

测定基础性激素旨在了解基础内分泌水平,在月经周期 2 ~ 5 天测定的性激素称为基础性激素。基础 FSH、LH、E2 测定时间应选择月经周期 2 ~ 5 天进行,第 3 天最佳;周期短于 28 天者,检查时间不超过第 3 天,周期大于 30 天者,检查时间最晚不超过第 5 天。PRL、TT 可在月经周期任一时间测定。

（2）排卵期激素测定

卵泡接近成熟时测定 LH、P、E2,预测排卵及注射 HCG 的时间和用量;测定 P 值估计子宫内膜容受力。

（3）黄体中期激素测定

一般在排卵后第 7 ~ 8 天,规则月经的第 21 ~ 22 天,了解有无排卵、黄体功能。

（4）PRL 测定

PRL 有昼夜节律变化,可在月经周期任一时间测定,应在上午 9 ~ 11 时、空腹、安静状态下抽血。PRL 显著升高者,一次检查即可确定,轻度升高者,应进行第二次检查,不可轻易诊断为高泌乳素血症（HPRL）而滥用溴隐亭治疗。

（5）多囊卵巢综合征患者、月经稀发及闭经者如果尿妊娠试验阴性、阴道 B 超检查双侧卵巢无大于 10mm 卵泡、子宫内膜（EM）厚度小于 5mm 的状态,也可做为基础状态检查,根据时间分为卵泡期检测、排卵期检测以及黄体期检测。这三个时期在检测中出现的性激素水平升降各有不同的含义。

检
验
解
读

卵泡期检测

在月经周期的第 2~3 天内测定血清中的性激素,目的是为了了解卵巢的"基础状态",检测的内容是全部的六项,不可缺少。因为各项性激素可以反映不同的情况。

现象	含义
FSH 过高	说明卵巢的储备功能差
LH 过高	影响卵泡质量,卵泡受精力下降,流产率增加,可先行降 LH 治疗
E2 过高	考虑患者有残存的卵泡,提示不宜进行促排卵治疗或卵巢储备功能减退
PRL 过高	影响排卵和黄体功能,此时主要用溴隐亭对症治疗即可

以 28 天月经周期为例,在月经周期的第 12 天左右测定性激素,结合 B 超,可了解卵泡的发育状态,测定 FSH、LH、E2、P 才有意义。

E2 正常,卵泡大小也正常,LH 有峰值,P 值不高,是理想的排卵条件,预计可于 LH 峰出现后的 24 ~ 36 小时内排卵。

排卵期检测

此期的激素水平分泌异常,会增加卵泡发育异常与排卵障碍的概率

现象	含义
E2 过低,而超声显示卵泡大于或等于 1.8cm	可考虑卵泡未发育成熟或此为空卵泡
E2 正常,而卵泡小于或等于 1.6cm	可能刚排卵或有多个小卵泡发育,还有遗留可能
E2 正常,卵泡大于或等于 1.8cm,LH 无峰值出现	说明性腺轴正反馈机制障碍或卵泡未熟
E2 过高	可预测卵巢过度刺激综合征的发生
卵泡小于或等于 1.4cm,LH 或 P 已升高	提示卵泡过早黄素化
P 大于 2ug/L	提示子宫种植窗口关闭,囊胚着床机会下降

在月经周期的第 21 ~ 22 天,测定 E2 与 P,以了解黄体功能,一般于排卵后的 7 ~ 8 天测定较为准确。

E2 浓度高低反映卵泡的成熟度及成熟卵泡的数目：每一个成熟卵泡约释放 E2 200～300ug/L。E2 升高为性腺功能启动的标志，可用于评价性早熟，也可用于评估妇女是否临绝经。

抗缪勒氏管激素（AMH）检测

血清抗缪勒氏管激素（AMH）可更早、更准确地预测妇女卵巢储备功能的变化，已经在欧洲、美国、日本、印度、巴西等国家和地区广泛应用。作为常规评估女性卵巢储备功能的标记物，AMH 不受月经周期的影响，可以在任意时期检测，结果恒定，是目前国际公认的最准确的卵巢储备功能的评估方法。

AMH 在性腺器官发育过程中起着重要作用，是男女性腺功能的重要标记物之一。男性AMH 主要由睾丸间质细胞产生，始于胚胎形成并贯穿生命始终；在男性胎儿的发育过程中，AMH 导致缪勒氏管退化，形成正常发育的男性生殖管道。女性 AMH 主要由卵巢颗粒细胞产生，从青春期开始，血清 AMH 水平随年龄增长慢慢降低，并在更年期降低到 ELISA 法检测不到的水平。

由于社会环境等因素，成年女性生育年龄不断增大，对女性卵巢功能的预测性评估至关重要。西方国家，建议 30 岁以上女性做常规筛查，及时评估卵巢功能。与此同时，AMH 还可以用于预测绝经。绝经往往伴随着女性身心疾病的发生，提前预测绝经年龄，可以适时采取应对措施，减少围绝经期病症对女性的影响。另一方面，AMH 也是预测 PCOS 的良好指标，PCOS 是生育期妇女最常见的代谢紊乱性疾病，PCOS 与约 75% 的无排卵性不孕病例有关，而无排卵性不孕本身占所有女性不孕的 25%～40%，PCOS 患者 AMH 水平较健康妇女高 2～3 倍。另外，对于不适宜采用阴道超声波的无性生活史的年轻女性，AMH 也是检测 PCOS 的良好实验室指标。

● AMH 与常规项目比较，有哪些优势呢

AMH 抑制原始卵泡的起始募集，参与优势卵泡的选择，从而调节卵泡的生长发育。血清 AMH 水平不受月经周期和外源性性激素的影响，与窦卵泡数量和生殖年龄密切相关。

与基础 FSH（bFSH）、基础雌激素（bE2）等性激素相比，血清 AMH 水平能更好地反映卵巢窦卵泡的数量。在众多内分泌激素中，AMH 也是最早的随年龄增长发生改变的激素。

AMH 水平不受垂体 Gn 的影响，在整个月经周期中数值变化不大，保持较恒定的水平，故 AMH 是唯一既能在卵泡期又能在黄体期进行测定的反映卵巢储备功能的标志物。而 FSH、E2 每个月经周期的波动性比较大，敏感性和特异性也比较差。AMH 能更早、更准确地反映卵巢储备功能，在辅助生殖相关领域的应用中，对卵巢反应性有更好的预测性。

与窦卵泡计数 AFC 相比，AMH 作为血清学指标，不受仪器操作员主观判断的影响，是客观的内分泌指标，并且可以准确评估卵巢池的状况，而窦卵泡计数会受到操作人员经验的影响，而观测到的只是较大的卵泡，对较小的卵泡观测有难度，观测结果有误差。

	AMH	FSH	LH	E2
分泌来源	窦前卵泡和小窦卵泡颗粒细胞	垂体	垂体	成熟卵泡
卵巢储备功能	直接指标	间接指标	间接指标	间接指标
周期内和周期间浓度变化	变化不明显	变化明显	变化明显	变化明显
激素避孕药影响	不受影响	受影响	受影响	受影响
检测时间	周期内任何时间（注：行 IVF 患者最好月经第 3 天抽血）	月经第 3～5 天	月经第 3～5 天	月经第 3～5 天

AMH	B 超检测窦卵泡数目
周期内和周期间变化不明显	周期内和周期间有变化
周期内任何时间可抽血检查	周期 3～5 天检查
客观指标，不受操作人员影响	主观判断，易受操作人员影响
不受激素避孕药影响	受激素避孕药影响

● AMH 在临床上的指导作用

（1）卵巢储备功能的评估

育龄女性的 AMH 与年龄呈负相关，AMH 是评估年龄相关生育能力下降的最佳内分泌指标。

（2）卵巢早衰的预测

卵巢功能减退患者血清 AMH 降低，卵巢早衰患者的 AMH 浓度几乎检测不到。

（3）PCOS 的辅助诊断

PCOS 患者血清 AMH 水平高于正常者水平 2~3 倍；AMH 水平的变化从一定程度上说明 PCOS 的治疗效果。

（4）辅助生殖技术 (ART) 中对卵巢反应性的预测

预测卵巢低反应和卵巢过度刺激，制订个体化的刺激方案，一定程度上提高妊娠率，防止并发症的发生。

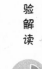

（5）绝经年龄的预测

绝经前15～5年AMH水平成对数级下降之后低到不可测；运用AMH的年龄模型，可早期预测绝经年龄。

（6）放、化疗对性腺毒性损伤的评估

通过监测血清AMH水平来评估治疗后卵巢损伤的程度，根据患者生育要求，调整治疗方案。

（7）儿童性别发育异常（DSD）的辅助诊断

为确定患儿是否存在有功能的睾丸组织提供可靠的依据。

（8）卵巢颗粒细胞瘤（GCT）的诊断和检测

卵巢颗粒细胞瘤（GCT）患者的AMH水平显著升高，AMH可用于GCT治疗的跟进监控。

参考值：

样本	参考值范围（5.0%～95.0%）（ng/mL）
女性：20～40周岁	0.24～11.78
女性：41～50周岁	低于检测限至1.22
女性：＞51周岁	低于检测限至0.36
男性：20～60周岁	1.45～18.77
男性：＞60周岁	0.34～9.38

关于血清AMH水平：18～25岁女性的AMH平均值最高，之后随着年龄的增长不断下降，41～47岁女性的AMH水平骤降，50岁以后，AMH基本低于检测限。

123 多囊卵巢促排案例

对尚未完成生育大事的女性来说，对卵巢内卵子存量进行评估非常重要。26岁的周女士做了一个评估卵巢功能的AMH检查，数值是12.49，周女士很疑惑，是不是AMH值越高越好呢？医生告诉她不一定，AMH高，即库存卵子量较一般人多，但数值高到一定程度,有可能是多囊卵巢综合征,这种疾病对女性怀孕的影响,主要源自血液中雄性素过高而使卵巢中的初始卵子无法顺利发育,因此仍会有难孕的问题。针对此类个案,建议采用促排卵治疗。

抑制素 B(INHB)检测

开展抑制素 B 检测的目的在于为评估男性的生精功能提供更准确的指标,与此同时,也可以更好地评估女性卵巢储备功能,为临床提供更科学的指导。抑制素 B 在生殖功能中发挥着重要的作用,其选择性地抑制垂体卵泡刺激素的分泌和局部性腺的旁分泌。男性抑制素 B 主要由睾丸支持细胞产生,是男性生精和生殖能力的直接标记物;女性抑制素 B 主要由卵巢颗粒细胞产生,是女性生殖能力和卵泡状况的直接标记物。

女性中,INHB 由小的窦状卵泡产生,基础卵巢内小窦状卵泡数量与基础 INHB 值正相关,基础 FSH、体重指数与 INHB 呈负相关,因此,INHB 水平代表窦卵泡的数目,其预测卵巢反应的敏感性优于基础 FSH 水平。INHB 水平下降说明窦卵泡数目减少,提示卵巢储备功能降低,生育能力下降。研究表明,相比 FSH,抑制素 B 能够更早、更准确地反映卵巢储备功能的下降,因此在评估女性卵巢储备功能方面有更好的临床意义。

男性中,产生精子是睾丸最重要的两大功能之一,然而如何能更准确地评估睾丸生精功能,是临床的一个难点。传统上常用的方法有:睾丸大小测量、睾丸活检、精液常规分析、FSH 测定等。但这些方法均为间接性的方法,有间接诊断价值,却都不能准确判定睾丸的生精功能状态。抑制素 B 主要由睾丸支持细胞产生,因抑制卵泡刺激素而得名,它参与垂体功能的

检验解读

调节，并在睾丸生精过程中通过旁分泌的形式调节支持细胞的功能，精子发生过程成熟的生精细胞刺激 INHB 分泌，因此它较真实反映了整个睾丸的组织功能，是男性生精和生殖能力的直接标记物。INHB 的检测在男性不育病因诊断和监测放、化疗对男性生精功能的损伤及儿童隐睾症、精索静脉曲张治疗疗效评估方面有其应用价值。在辅助生殖技术中，INHB 的检测对梗阻性无精症睾丸取精子抽吸的结果有预测作用，可作为临床评价男性生育力的重要指标。

INHB 与男性生精功能常规项目比较，有哪些优势

FSH 的水平受到下丘脑及其他激素（GnRH、雌激素、雄激素）的影响，因此以传统血激素指标 FSH 反映睾丸生精功能状态时，存在一定的误差。有时一些精子发生障碍的患者，其血清 FSH 水平的改变却不太明显。精液分析则容易受温度、计数等多种因素的影响；输精管造影和睾丸活检为创伤性检查，且睾丸本身生精状态不是很均衡，存在局部精子发生的现象；而INHB 是精子发生过程中输精管道的直接产物，由睾丸支持细胞产生，其分泌是由前一阶段精子发生刺激引起的，更能反映睾丸内精子发生的情况，精子生成障碍越严重，INHB 值越低。因此，INHB 的水平能更直接、准确地反映睾丸的生精功能。

项目	INHB	睾丸大小测量	睾丸活检	精液常规分析	FSH 测定
特点	是支持细胞（Sertoli cell）与生精细胞共同合成的产物，与精子发生密切相关，是精子生成的最直接标志物。	当睾丸容积大于 12ml 时，则不能用睾丸大小的差异来评价其生精功能。	创伤性检查，有时患者难以接受，且睾丸各部位生精状态不尽均衡，存在"局部性精子发生"的现象。	易受众多因素（标本的收集、温度、计数误差、禁欲时间、供精者健康状态等）的干扰而有较大波动。	FSH 的分泌同时受促性腺激素释放激素（GnRH）、雌激素（E）、雄激素（T）等诸多因素的影响，特异性不高。

INHB 在临床上的指导作用

（1）储备功能的评估

卵巢功能减退患者 INHB 显著降低，较 FSH 水平升高、E2 水平下降和 FSH/LH 比值改变更早、更敏感。INHB 水平的变化是围绝经期妇女内分泌变化的早期指标，提示绝经过渡期的开始。

（2）生殖技术中对卵巢反应性的预测

卵泡早期即 COH 前的基础血清 INHB 水平和卵泡中期即促排卵 7～8 天后 INHB 水平都与获卵数呈明显正相关性。

（3）颗粒细胞瘤的诊断和检测

卵巢颗粒细胞瘤患者的 INHB 水平显著升高，用于早期发现卵巢颗粒细胞瘤及治疗后的监测随访。

（4）生精功能的直接标记物

INHB 水平直接反映睾丸生精功能和生精上皮状态，较 FSH 敏感性更高，INHB 水平越低，生精障碍程度越高。

（5）梗阻性和非梗阻性无精症的鉴别诊断

梗阻性无精症血清 INHB 表现为正常或升高，非梗阻性无精症 INHB 显著降低。

（6）隐睾症、性早熟的辅助诊断

3 岁之前和青春期的睾丸可分泌大量的 INHB，而隐睾症患者 INHB 水平比正常组明显降低。性早熟儿童又高于同龄对照组，差异有统计学意义，该规律可用于小儿隐睾与儿童性早熟的诊断。

（7）辅助生殖技术中的应用

血清 INHB 水平越高，睾丸穿刺取精获得精子的可能性越大，以保证女性促排卵后及时提供精子和尽可能减少睾丸活检的创伤。

检验解读

（8）放、化疗对男性生精功能的损伤评估

INHB 参考值：

样本	参考值范围（5.0% ~ 95.0%）（pg/mL）
女性：21 周至绝经期前	19.67 ~ 147.62
女性：绝经期后	低于检测限至 18.19
男性：随机样本	18.22 ~ 311.27

 # 男性不育的常规检查

精液常规检查：精子数量、活力与形态检查

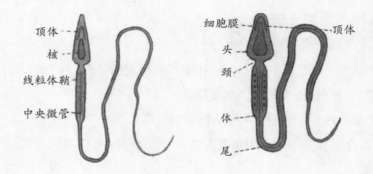

体格检查：男性生殖系统（睾丸、附睾、输精管、精索静脉等）及第二性征检查。

精浆生化检查：评估生殖腺分泌功能及生殖管道的通畅情况。

生殖激素检查：评估内分泌功能情况，针对无精、少、弱精及性功能障碍病人。

染色体核型及 Y 染色体微缺失检查：针对无精、严重少精、原发性睾丸发育不良、不明原因的流产及胎停等病人。

精液检查的注意事项

1.禁欲时间

检查精液前需禁欲 2 ~ 7 天。如果禁欲时间过短，精子的数量和精液的体积过少；禁欲时间过长，精子的存活率下降，异常精子增多，这会造成检查结果不准确。

2.采集方法

采集精液最好用手淫的方法，不能使用普通避孕套性交取精，因为普通避孕套中含有能杀死精子和影响精子活力的成分。手淫取精前需洗干净双手和阴茎，以免污染精液，造成检测结果的不准确。取精时需使用无毒广口取精杯，将一次射精的全部精液收集于容器中。

3.射精困难的患者，可通过视频或图片以获得足够性刺激

对于阴茎勃起障碍者，可在男科医生的指导下，于手淫前一小时口服西地那非等药物。对于在医院无法完成取精者可在家中或宾馆取精，但取出的精液必须在 1 小时内送到实验室，并注意保温，最好用手握紧或者紧贴内衣放置，并注明时间。

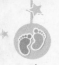

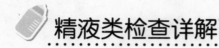 精液类检查详解

精液常规检查

精液常规检查是男科实验室的基础检查,是每个不育患者的必检项目。

按照《世界卫生组织人类精液检查与处理实验手册》(第五版)要求,精液常规检查结果参考值为:pH ≥ 7.2,精液体积 ≥ 1.5ml,精子浓度 ≥ 15×10^6/ml,精子总数 ≥ 39×10^6/一次射精,PR（a+b）≥ 32%,PR+NP(a+b+c) ≥ 40%。

精子形态检查

精子形态检查是男性不育检查的重要指标。精子畸形率越高,生育机会越低,而流产、胎儿发育不良、死胎的可能性就越大,并且对辅助生殖具有参考价值。

按照《世界卫生组织人类精液检查与处理实验手册》(第五版)要求,正常精子形态应为 ≥ 4%。

精子膜表面抗体 IgG 检测

射精前抗精子抗体与精子表面的结合,是抗精子抗体干扰男性生殖的唯一途径。其干扰机制为:①干扰精子的代谢活化;②降低进入受精部位的精子数;③干扰受精;④抑制合子细胞分裂。

精子抗体混合凝集试验参考值小于 10%。

精子顶体酶活性定量检测

顶体酶是受精过程中重要的蛋白水解酶,顶体酶可以水解卵透明带,使精子能够穿过卵透明带最终与卵子融合,顶体酶活力不足使得精子穿透卵透明带能力减弱,从而导致不育。

精子顶体酶活性检测参考值 48.2 ~ 218.7 μIU/10^6

精液白细胞、弹性硬蛋白酶检测

精液白细胞、弹性硬蛋白酶增高使得人体内活性氧(ROS)浓度升高,过多活性氧使精子发生氧化反应,造成精子损伤,致使精子的存活率、活力、受精能力及 DNA 的组成受到不良影响,从而导致不育或流产。

精液白细胞、弹性硬蛋白酶增高主要是因为细菌性炎症,精液白细胞检测是诊断白细胞精子症的指标,对人工授精的精子洗涤方法选择有重要意义,弹性硬蛋白酶检测可作为静止性生殖道炎的诊断及愈后监测指标。

精液白细胞过氧化物酶染色参考值小于 $1×10^6$ 个 /ml;

精浆弹性硬蛋白酶检测参考值大于 290ng/ml,如果参考值在290 ~ 1000ng/ml,为隐形感染,如果参考值大于 1000ng/ml,为确认感染。

精浆中性 α- 葡糖苷酶、果糖检测

精浆中性 α- 葡糖苷酶存在于附睾,是评估附睾分泌功能的指标,附睾是精子成熟的场所,附睾功能异常可能造成精子成熟度、精子活力及DNA 完整性降低。果糖是精子能量的主要来源,果糖严重缺失,精子活力为零或极度低下;果糖也是精子离体后存活时间长短的重要参考指标,是诊断梗阻性无精子症发生部位的指标。

精浆中性 α- 葡糖苷酶检测参考值大于等于 20 mU/ 一次射精;果糖检测参考值大于等于 13 μmol/ 一次射精。

精浆锌、精浆柠檬酸、精浆酸性磷酸酶定量检测

精浆锌直接参与精子生成、成熟、激活和获能过程,对维持精子活力、形态结构和功能及精子核染色质解聚功能正常发挥有重要作用。精浆柠

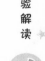

檬酸对精子活力及透明质酸酶的活性起重要作用。精浆酸性磷酸酶是前列腺功能性指标。前列腺炎患者精浆酸性磷酸酶含量降低，前列腺肥大或早期前列腺恶性肿瘤者其含量增高。

精浆锌检测参考值大于等于 10μmol/ 一次射精；柠檬酸检测参考值大于等于 52μmol/ 一次射精；精浆酸性磷酸酶检测参考值大于等于 500 U/ 一次射精。

精子 DNA 碎片（精子核完整性）检测

目前，临床针对不育患者精液的常规检查主要包括精子数量、浓度、活力和精浆生化检测等。传统的精液分析各参数波动范围大，且部分参数如精子形态检测带有较强的主观性，并不能很好地预测精子的受精能力和妊娠结局。

已有的研究结果证明，精子核完整性影响精子受精能力、受精后原核的形成、胚胎着床、后续胚胎的正常发育及子代的健康，临床上可导致不育、反复流产和助孕治疗成功率低等病症，所以精子核完整性检测在辅助生殖技术上的意义和作用日益受到人们的重视，因此临床迫切需要引入更新的检测方法来评估精子核的完整性。

《世界卫生组织人类精液检查与处理实验手册》（第五版）认为：精子DNA 完整性检测可用于预测受孕结局，可评估胚胎发育潜能、胚胎种植率、流产率及子代遗传性出生缺陷发生的风险。该检测的适用人群：

（1）少、弱精子症的男性；

（2）有不良生育史的男性；

（3）尝试辅助生殖助孕的男性；

（4）服用某些药物（如化疗）的男性；

（5）放疗男性患者；

（6）患有精索静脉曲张的男性；

（7）隐睾男性；

（8）生殖道感染男性；

（9）有吸烟、喝酒等不良生活习惯的男性；

（10）长期暴露于含有毒性物质环境中的男性；

（11）高龄（大于40岁）的不育男性；

参考值：精子DNA完整性指数（DFI）正常值小于等于15%。

a.DFI ≤ 15%：精子DNA完整性好；男性生育力好。

b.15% < DFI < 30%：精子DNA完整性中等；男性生育能力有待进一步评估。

c.DFI ≥ 30%：精子DNA完整性差；男性生育力较差。

临床上，以少精子症、弱精子症、畸形精子症、无精子症、免疫因素不育等最为常见，对此，实验室特别制订了组项分析，以确定每个病种需检查的项目以便更准确地把握临床不育原因，并对症治疗。

1. 无精子症组项分析

（1）精液常规及精液沉渣镜检：判断精液中有无精子；

（2）精浆果糖定量检测：鉴别单纯性输精管阻塞所致的无精子症（果糖含量正常）和输精管、精囊发育不良引起的无精子症（果糖含量降低或阴性）；

（3）精浆中性 α－葡糖苷酶定量检测：判断附睾分泌功能是否正常（中性 α－葡糖苷酶），果糖结合中性 α－葡糖苷酶检测，可以提高梗阻性无精子症的诊断准确性；

（4）白细胞过氧化物酶染色／精浆弹性硬蛋白酶定量检测：判断精液中是否存在感染因素。

（5）生殖激素及血清抑制素 B；

（6）染色体核型及 Y 染色体微缺失检查。

检验解读

2. 少精子症组项分析（包括精液量少）

（1）精液常规分析；

（2）抗精子抗体混合凝集试验：免疫性因素；

（3）白细胞过氧化物酶染色／精浆弹性硬蛋白酶定量检测：判断精液是否存在感染性因素；

（4）精浆中性 α – 葡糖苷酶定量检测：判断附睾分泌功能是否正常；

（5）生殖激素及血清 INHB。

3. 弱精子症组项分析

（1）精液常规分析；

（2）抗精子抗体混合凝集试验：免疫性因素；

（3）白细胞过氧化物酶染色／精浆弹性硬蛋白酶定量检测：判断精液是否存在感染性因素；

（4）精浆果糖定量检测：评价精囊功能是否正常，精囊分泌的果糖是精子能量的主要来源；

（5）精浆锌定量检测：锌是前列腺功能指标之一，与抗细菌感染有关。

4. 畸形精子症组项分析

（1）精液常规分析；

（2）精子形态学染色检测：评估精子形态，判断畸形率；

（3）抗精子抗体混合凝集试验：免疫性因素；

（4）白细胞过氧化物酶染色／精浆弹性硬蛋白酶定量检测：判断精液是否存在感染性因素；

（5）精浆中性 α – 葡糖苷酶：评价附睾分泌功能，是否影响精子正常形成。

5. 精液凝固异常组项分析

（1）精液常规分析；

（2）精浆果糖定量检测：评价精囊功能性是否正常，精液凝固因子系精囊分泌的；

（3）白细胞过氧化物酶染色 / 精浆弹性硬蛋白酶定量检测：判断精液是否存在感染性因素；

（4）精浆柠檬酸的定量检测：柠檬酸来自前列腺，其作用是络合钙离子，通过与钙离子结合，来调节精浆钙离子浓度，并影响射精后精液凝固与液化过程的功能。

6. 前列腺炎检查组项分析

（1）精液常规分析；

（2）精浆酸性磷酸酶和柠檬酸的定量检测：综合评估前列腺功能性指标；

（3）精浆锌定量检测：锌是前列腺功能指标之一，与抗细菌感染有关；微生物病原感染对前列腺分泌功能有影响，可使精浆锌降低；

（4）白细胞过氧化物酶染色 / 精浆弹性硬蛋白酶定量检测：判断前列腺炎是否因微生物感染引起。

7. 精液常规正常但不育的组项分析

（1）精液常规及形态分析；

（2）抗精子抗体混合凝集试验：免疫性因素；

（3）白细胞过氧化物酶染色 / 精浆弹性硬蛋白酶定量检测：判断精液是否存在感染性因素；

（4）精子顶体酶活性定量检测、精子 DNA 碎片率：精子质量评价，评估男性生育功能。以上精子功能性指标异常会引起不育。

8. 习惯性流产组项分析

（1）精液常规及形态分析；

（2）抗精子抗体混合凝集试验：免疫性因素；

（3）白细胞过氧化物酶染色/精浆弹性硬蛋白酶定量检测：判断精液是否存在感染性因素；

（4）精子 DNA 碎片率检测：精子质量评价，评估男性生育功能。以上精子功能性指标异常会引起习惯性流产。

（5）核型的检查。

9. 性腺功能检查

抑制素 B、生殖激素常规

附：精液常规的正常值参考标准

参数	参考值下限
精液体积（ml）	1.5
精子总数（10^6/一次射精）	39
精子浓度（10^6/ml）	15
总活力（PR+NP，%）	40
前向运动（PR，%）	32
存活率（活精子，%）	58
精子形态学（正常形态，%）	4
pH	$\geqslant 7.2$
白细胞过氧化物酶（10^6/ml）	<1

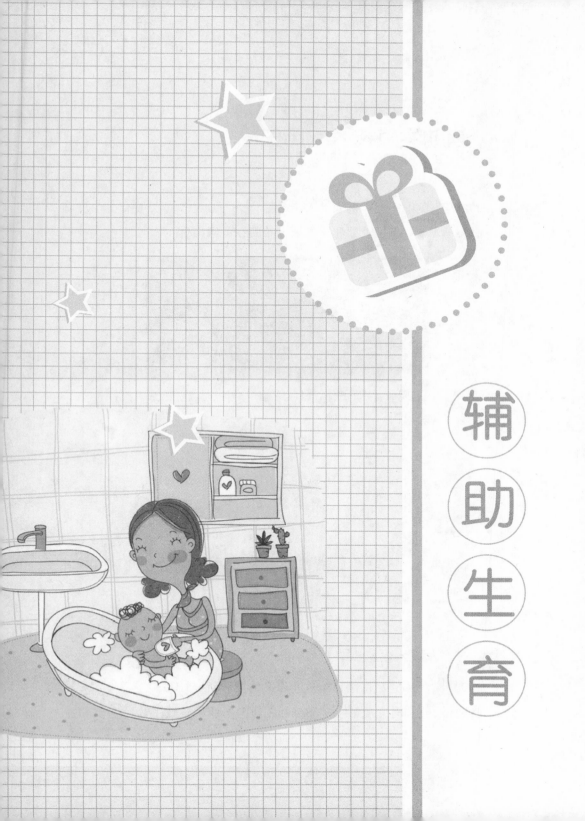

辅助生育

辅助生殖技术的历史

1770 年,英国完成首例人类人工授精。

1978 年,第一例试管婴儿路易斯·布朗在英国出生。

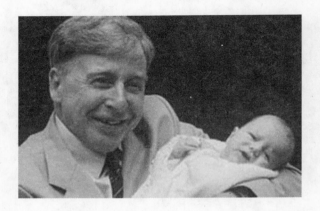

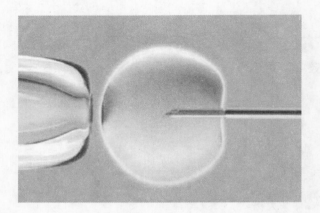

1990 年,英国完成首例胚胎植入前遗传学诊断(PGD)。

1992 年,比利时完成第一例卵母细胞质内单精子显微注射受精(ICSI)。

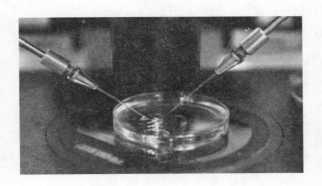

 # 辅助生殖技术的分类

		体外受精－胚胎移植
		配子或合子输卵管内移植（GIFT/ZIFI）
	体外受精－胚胎移植（IVF－EF）及衍生技术	卵泡浆内单精子显微注射
人类辅助生殖技术		胚胎冻融（CET/FET）
		植入前胚胎遗传学诊断
	人工授精技术（AI）	夫精人工授精（AIH）
		供精人工授精（AID）

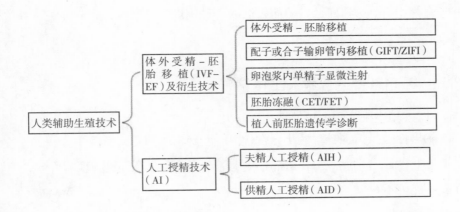

人工授精基本知识

1. 什么叫人工授精

宫腔内人工授精（IUI）是指将丈夫或供精者的精液经过洗涤优化处理

后,通过特制软管注入女性的子宫腔内,以达到受孕的目的。

精液洗涤优化处理的过程能够提高活动精子的密度,去除不利因素和碎片,改善精子的受精能力;另外直接将精子注入宫腔能够避开宫颈黏液中的不利因素,增加受精的机会。

根据精液来源不同,人工授精分为夫精人工授精和供精人工授精2种。

夫精人工授精(AIH)即使用患者丈夫精液进行人工授精。

供精人工授精(AID)即使用供者精子进行人工授精。根据国家相关法规规定,目前 AID 精子来源一律由卫生部认定的人类精子库提供和管理。

2. 自然妊娠与人工授精有何区别

自然妊娠是通过性交的方式使精子与卵子自然结合,达到妊娠的目的。人工授精是通过非性交的方法将精子置于女性生殖道内,以期精子与卵子自然结合,达到妊娠目的而采取的一种辅助生殖技术,是不孕症的治疗方法之一。

3. 哪些患者适合做人工授精

(1)夫精人工授精的适应证

①男性因少精、弱精、液化异常、性功能障碍、生殖器畸形等不育。

②女性因宫颈黏液分泌异常、生殖道畸形、排卵障碍及心理因素导致性交不能等不育。

③免疫性不育。

④原因不明的不育。

(2)供精人工授精的适应证

①无精子症、严重的少精症、弱精症和畸精症。

②输精管绝育术后期望生育而复通术失败者及射精障碍者等。

③男方或家族有不宜生育的严重遗传性疾病。

④母儿血型不合不能得到存活新生儿。

⑤原因不明的不育。

 # 做夫精人工授精前要做什么准备

1. 证件准备
夫妻双方身份证、结婚证、承诺书。

2. 女方常规检查
（1）月经第 2 ~ 5 天性激素检测；

（2）血／尿常规、肝肾功能、空腹血糖、血脂、血沉、血型、甲状腺功能、乙肝三系、梅毒抗体、艾滋抗体、丙型肝炎抗体检测；

（3）TORCH 筛查、抗子宫内膜抗体检测、抗心磷脂抗体检测、抗精子抗体检测等；

（4）白带系列检查：白带常规、线索细胞、宫颈分泌物支原体、衣原体、淋球菌、宫颈脱落细胞；

（5）心电图、胸片检查；

（6）月经干净 3 ~ 7 天内（无性生活）行子宫输卵管造影或宫腹腔镜术；

（7）下列情况推荐进行染色体检测：有习惯性流产、死胎、死产史；出生过畸形、智力低下或者染色体病患儿；原发不孕；

（8）女方自测项目：基础体温

3. 男方常规检查
（1）精液分析：精液常规、精子形态学、精浆生化；

（2）支原体、衣原体、淋球菌；

（3）血 / 尿常规、肝肾功能、空腹血糖、血脂，血沉、血型、乙肝三系、梅毒抗体、艾滋抗体、丙型肝炎抗体；

（4）男方为重度少精症或无精症时，需进行染色体检测和 Y 染色体微缺失检查。

有些患者不是因单一因素引起不孕，因此检查内容及步骤不尽相同，就诊时医生会根据实际情况进行安排。

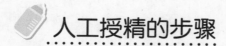

人工授精的步骤

1. 签署知情同意书

进入人工授精周期的夫妇需签署各类知情同意书，如来曲唑促排卵知情同意书、促排卵治疗知情同意书、人工授精知情同意书、随访知情同意书等。

2. 排卵及监测

女方如有有规律的月经，能周期性排卵，则采用自然周期；如经医生诊断女方存在排卵障碍，则需要使用药物帮助排卵，女方需按要求来医院监测卵泡发育情况。

自然周期的患者可在月经第 9 ~ 12 天开始 B 超监测卵泡发育情况，促排卵治疗的患者在停药的第 2 天开始 B 超监测卵泡发育情况；当卵泡直径小于 10mm，可每 3 天监测 1 次，当卵泡直径大于等于 12mm，可隔天监测，当卵泡直径大于等于 16mm，则需每天监测。

监测卵泡的同时，建议使用 LH 半定量试纸自我监测尿黄体生成素，以准确判断排卵时间。一般在优势卵泡直径大于等于 16mm 时开始监测，同时监测血 LH 变化。

3. 选择人工授精时间

医生根据各项检测的情况（B 超优势卵泡大小、血和尿 LH 高峰）确定排卵期，并选择人工授精的时间，一般在排卵前 48 小时至排卵后 12 小时内这段时间最容易成功。促排卵周期者及部分自然周期患者需要注射人绒毛膜促性腺激素，或其他扳机药物诱发排卵。根据排卵情况，一个月经周期人工授精一般做 1 ~ 2 次。

4. 精液处理

对精液进行洗涤优化处理，目的是提高精子的密度，去除杂质和不利因子，提高精子的受精能力。医学上有专门洗涤精子的试剂。

5. 将制备好的精子注入女方生殖道

女方取截石卧位躺于妇检床，医生会把处理好的精液通过软管注入生殖道（宫腔内、宫颈周围或阴道等），与普通妇科检查一样无需麻醉。时间 5 ~ 10 分钟，之后仰卧休息 30 分钟即可。

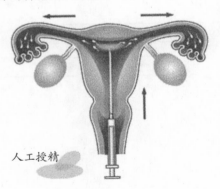

人工授精

6. 黄体支持

大多数患者需要在人工授精后给予黄体支持，以提高成功受孕的机会。常用的黄体酮制剂有口服、肌肉注射和阴道用药三种。（具体见药物篇）

辅助生育

人工授精的诊疗流程

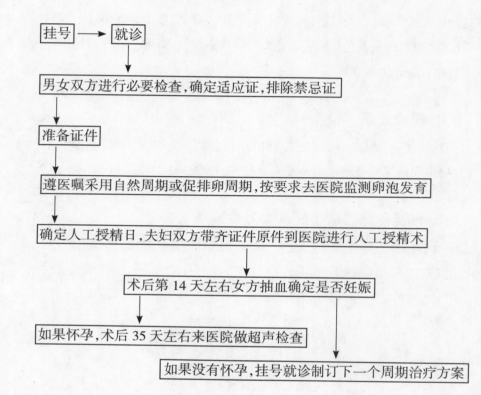

挂号 ⟶ 就诊

男女双方进行必要检查,确定适应证,排除禁忌证

准备证件

遵医嘱采用自然周期或促排卵周期,按要求去医院监测卵泡发育

确定人工授精日,夫妇双方带齐证件原件到医院进行人工授精术

术后第 14 天左右女方抽血确定是否妊娠

如果怀孕,术后 35 天左右来医院做超声检查

如果没有怀孕,挂号就诊制订下一个周期治疗方案

人工授精术后的注意事项

（1）人工授精术后取仰卧体位，抬高臀部，放松静卧半小时。

（2）术后给予黄体支持，口服达芙通片或黄体酮胶囊，每日2次，每次1片，口服14天。

（3）术后注意休息，避免重体力劳动，如有腹痛、阴道出血等症状，必须到医院就诊。

（4）术后14天左右去医院抽血测HCG，如妊娠，继续按医嘱用药，并在术后35天左右通过B超做进一步检查。

（5）有排卵障碍者于人工授精后7~10天加测孕酮，了解有无排卵。

人工授精后如何随访

（1）一般在人工授精术后的第14天左右去医院抽血测HCG，血HCG<5IU/L说明没有怀孕，如果血HCG>5IU/L则需要根据具体的数值及临床症状和体征来判断是否怀孕，HCG数值与妊娠胎数也有一定相关性。

（2）人工授精后35~42天，去医院进行B超检查，确定孕囊位置及个数，及早发现异位妊娠、宫内宫外同时妊娠和多胎妊娠等情况。单胎妊娠对母亲和胎儿最安全；双胎妊娠者发生早产、流产及其他妊娠期并发症风险均增加；怀孕3胎或以上必须减胎。

（3）孕3月时再次去医院复查B超，观察胎儿宫内生长情况。

哪些因素影响人工授精的成败

宫腔内人工授精的成功率（妊娠率）为每周期 15% 左右，人工授精有一定的适应证，成败受到很多因素的影响。影响人工授精成败的因素如下：

1. 授精时间

受精最佳的时间在女方的排卵期，通过 B 超监测卵泡和抽血监测女性血液中的激素水平，来预测可能排卵的时间，然后将男方的已经洗涤处理后的精液注入女方生殖道内，以便精子与即将排出的卵子顺利会合，达到受精怀孕的目的。临床研究证明，在排卵前 48 小时至排卵后 12 小时内进行授精是最容易成功的，可见准确预测可能排卵的时间并及时进行人工授精是重要的影响人工授精成败的因素。

一般情况下，近排卵日卵泡每日可生长 2.5 ~ 3.0mm，排卵前卵泡直径一般大于 18mm，有些达 25mm 以上，卵泡饱满，且位于卵巢边缘，此时可以认为女性即将排卵，所以此时往往被认为是授精的最佳时间。当 B 超显示卵泡变小或萎陷，子宫直肠窝有液性暗区，子宫内膜的厚度大于 10mm，"三线征"由清晰转为模糊，子宫内膜已受到孕激素的作用，女性已完成排卵。

2. 促排卵否

妇女在一般情况下，每一月经周期只能排出一个卵子。但是有排卵障碍的女性或者自然周期失败的患者，可以进行促排卵治疗。

3. 年龄

女性的生育能力会随着年龄的增长而慢慢地下降，这一过程不可逆转，这主要是由于年龄越大，卵巢功能越差，卵子的数量越少、质量越差。有研究发现，女性年龄越大，其卵子的染色体异常发生率越高。女性的最佳生育年龄在 25 ~ 30 岁之间，因此女性在适婚年龄越早做人工授精，怀孕的概率越高。

4. 精神因素

精神因素对于人工授精的影响也是很大的，有的女性在接受授精前出现紧张、焦虑等情况，这些情绪对于女性的内分泌有影响，因此对于排卵期的预测等会发生误差，导致授精失败。

5. 精子的质量

精子质量的好坏直接决定了人工授精成功率的高低，因此在做人工授精前务必对精子做详细的检查，并可进行适当的中药调理。

目前，人工授精的成功率还不是很高，因此在做人工授精前要谨慎考虑，在最佳的状态接受治疗，争取早日成功。

梅毒阳性或乙肝大三阳能否做人工授精

梅毒阳性通过血液检测确诊后未经治疗或疾病处于急性期时不能做人工授精；乙肝大三阳在肝功能正常、病毒量 DNA 不高时可以做人工授精，如果是传染性强肝功能异常，就不能行人工授精。

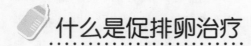什么是促排卵治疗

人工授精周期中，如女方月经规律，有周期性排卵，则可采用自然周期；如经医生诊断存在排卵障碍，则需要使用药物帮助排卵，即促排卵治疗。促排卵治疗需按要求去医院监测卵泡发育情况。

在自然月经周期中每次有多个卵泡发育，但最终只有一个能发育成熟，其他的则闭锁凋亡。促排卵治疗可以促使更多的卵泡一起发育和成熟，从而提高与精子结合的机会。促排卵使原本在自然周期中不能长大、将要凋亡的卵子也发育成熟，因而不会消耗额外的卵子。常用的促排卵药物详见药物篇。

使用促排卵药物的中后期，由于卵巢内发育的卵泡数增多，卵泡体积增大，卵巢也会相应变大，这时可能会出现轻微腹胀、腹痛的现象，需注意避免剧烈活动，如果腹胀较严重则可能需要用药，建议及时咨询医生。

不同的年龄和体质、卵巢储备功能、激素水平以及对药物的敏感性使得卵泡的生长也不同，所以每个人在促卵泡后卵泡发育的大小、形态、速度不尽相同，不要过度焦虑或紧张，继续遵医嘱用药。

促排卵是否会加速卵巢衰老

辅助生殖技术的核心步骤是通过促排卵药物刺激卵巢，获得一定数量的卵子。很多女性朋友担心促排卵治疗会提前耗竭卵巢的储备，使卵巢提早衰老。目前，对卵泡发育生理的研究认为，对于储备良好的卵巢，促排卵

并没有干扰到卵泡池里的始基卵泡，不必担心卵巢衰老。但是对于有卵巢功能减退倾向的患者，要加倍珍惜卵巢中所剩无几的卵泡，不赞成大剂量使用促排卵药物。

每个女性从出生起，卵巢里就储备了一生所需要的始基卵泡数，它们休眠在称作"卵泡池"的卵巢皮质里。从青春期 12 ~ 13 岁开始，卵泡池里的卵泡就受下丘脑 — 垂体 — 卵巢轴的激素调控，每个时刻都有一群群的始基卵泡被唤醒，进入生长和成熟的过程，这将持续 30 余年。

这些始基卵泡一旦被唤醒，就踏上了生长的"不归路"。整个发育过程直到排卵，总共约需 200 多天。在漫长的生长发育过程中，卵泡经历了从始基卵泡 — 窦前卵泡 — 窦卵泡 — 生长卵泡 — 成熟卵泡 — 排卵的阶段。经过长途跋涉，卵泡生长的最后的 14 天左右，从直径 2mm 长到 20mm 左右，这在 B 超监测下可以观察到。

最后这 14 天，优势卵泡会从一群窦卵泡中被逐步选择出来，一般只有一个卵泡发育到成熟阶段，其余 10 余个卵泡在 10mm 直径以下就被淘汰，进入闭锁结局。如果卵巢储备好，这一阶段两侧卵巢的窦卵泡数目（AFC）在 10 ~ 20 个；如果卵巢储备功能减退，窦卵泡数目就少于 5 ~ 7 个；如果卵巢濒于衰竭，窦卵泡数目就只剩 3 ~ 4 个，寥寥无几了。

辅助生殖技术常常需要利用促排卵药让血里的促性腺激素升高，使原本要闭锁的一群窦卵泡继续生长发育成熟，这样可以获得多枚卵子，提高辅助生殖技术的成功率。所以促排卵药挽救的这群窦卵泡，已经走过前面 200 天的生长发育阶段，在最后的 14 天，被药物挽救了死亡的命运，进入生长发育成熟的最后阶段。由此可见，促排卵治疗并没有动员卵泡池的储备。

但许多学者也不能完全接受这个看似肯定的结论。我们知道，卵巢功能与年龄有关，如果卵泡池的始基卵泡数目越少，卵泡减少的速度会越快。换言之，卵巢储备功能越差，卵泡耗竭速度越快。卵巢如果已经衰老，每一次大剂量促排卵很可能就是一场浩劫。对于年轻的、储备良好的、健康的卵巢，促排卵并没有打扰到卵泡池里的始基卵泡，不必担心偶然 1 ~ 2 次

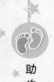

促排卵会导致卵巢衰老加速。

促排卵用药注意事项

遵从医嘱，所有药物开始使用后不可随意停药；用药时间相对固定；用药期间如有不适请及时告知医生；不要滥用补品、保健品，服用医嘱以外的药物时要告知医生；注意高蛋白饮食，营养均衡；促排卵治疗期间可正常运动，适当锻炼身体，随着卵泡的增长，卵巢的增大，宜减慢活动，避免剧烈运动及突然变换体位，以预防卵巢扭转、破裂及其他并发症的发生。

卵子的长相

辅助生殖治疗成功的关键，是女方具有高质量的卵子、男方筛选到具有受精能力的精子。卵子是由卵巢产生的，是人体最大的细胞，直径达0.1mm，也是女性独有的细胞，是产生新生命的细胞。女性出生时，卵巢内就存在一定数目的未成熟的卵子，每个周期只有一枚卵泡可以发育成熟并排卵，其他众多的小卵泡只能在竞争失败后死亡。在辅助生殖治疗过程中，常采用促排卵技术来提高妊娠率。但这么多的卵子中不是每个卵子都是正常的，有一定比例的卵子存在异常，这些长相不好的卵子对怀孕有何影响呢？一般年轻女性，在卵巢功能良好的情况下，卵子长相大多是很美丽的，妊娠成功率也高。但是并不是每个长得漂亮的卵子都一定是健康的，有时一些内在的质量无法用肉眼辨识。

1. 正常卵子长相

在显微镜下观察，一个成熟卵子包括：透明带、第一极体、卵母细胞、卵周间隙等部分，长相看起来像一枚钻戒。

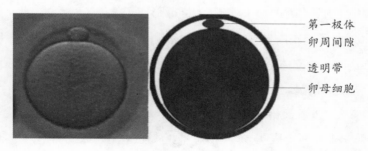

（1）透明带。它是一均质的半透膜，包裹在卵母细胞和极体外围，看起来像鸡蛋的蛋壳，常被称为"卵子妹妹的贴身小棉袄"。它是保护卵子完成正常的受精过程、维持胚胎早期发育的微环境。

（2）第一极体。卵子不对称减数分裂后，会形成一个非常大的卵母细胞和一个非常小的极体。（注：卵子与精子结合受精后，卵母细胞还会排出第二极体）

（3）卵母细胞。它是卵子最重要的部分，生命的起始主要由卵母细胞来发动。卵母细胞里包含了细胞膜、细胞质（浆）和细胞核等。细胞质中含有很多细胞微观结构。

（4）卵周间隙。排卵时卵母细胞占据透明带内大部分容积。受精后，卵母细胞收缩，并在透明带和卵母细胞之间形成一圈间隙。

那么，一枚发育良好的卵子长相应该是什么样的呢？

在普通光学显微镜下，漂亮的卵子外表应该为：大小适中；细胞质颗粒均匀光滑，没有空泡、折光样色素颗粒、黏团白斑样改变。卵周间隙大小适中，无异物，无碎片；极体大小适中，成圆或椭圆，无碎裂；透明带形状呈球形，光滑，厚度适中均匀，无锯齿样改变。

133

辅助生育

2. 不正常卵子长相

卵子长相不正常主要表现为:

(1)卵子胞浆外异常:第一极体碎裂或退化;透明带很厚或颜色深;卵周间隙变大;难看的卵子外形,如椭球形卵子。

(2)卵子胞浆内异常:卵子胞浆内颗粒粗、胞浆中心有大量空泡出现等,部分异常卵子整体上呈现棕色,另有巨型卵子、单个卵泡内出现两个相连卵子等特殊情况。

那么,卵子长相不好在临床上意味着什么呢? 对辅助生殖会造成什么影响呢? 很多研究表明,卵子形态不正常会影响妊娠成功率,且这些影响是多方面的:

(1)影响卵子的受精率;

(2)影响胚胎的质量;不正常的卵子受精后会显著降低胚胎评分和囊胚形成率;

(3)影响辅助生殖治疗的怀孕率。

总之,辅助生殖技术治疗的结局与获得卵子的质量密切相关,迄今尚无客观的指标来确定卵子质量,只能通过外观的形态学来评估,就是"以貌取人"。

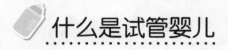

什么是试管婴儿

试管婴儿是一种通俗、形象的说法,专业术语称为体外受精 — 胚胎移植。这是最常见的辅助生育方法,是将不孕症夫妇的卵子与精子取出体外,在体外培养系统中受精并发育成第 3 或第 5 天的胚胎样子后,将胚胎植入子宫腔内以期望实现妊娠的技术。

目前国内习惯将试管婴儿分为第一代、第二代和第三代。

对于不熟悉辅助生殖技术的患者来说可能并不了解试管婴儿的适应证及具体方案的选择，甚至认为试管婴儿技术级别越高成功率越高，其实这是不对的。那究竟做哪一代试管婴儿好呢？

第一代试管婴儿 (IVF)

即常规试管婴儿，是将不孕夫妇的卵子与精子取出体外，精子经过洗涤后和卵子在体外系统中受精并发育成胚胎，将胚胎移植入子宫腔内以实现妊娠的技术。这个过程中卵子的受精接近于自然妊娠的卵子受精。主要解决的是女性不孕问题。有以下几种适应证：

（1）女方各种因素导致的卵子运送障碍，如：

①双侧输卵管阻塞，双侧输卵管积水行腹腔镜下修复失败或输卵管造口术后 6 个月未孕；

②一侧输卵管阻塞或不畅，另一侧输卵管通畅，3 次人工授精未成功（包括有通畅侧异位妊娠史）；

③腹腔镜输卵管修复术后或输卵管复通术后至少 1 年未孕（大于等于 35 岁者至少半年）；

④双侧输卵管切除或阻断术后。

（2）排卵障碍

难治性排卵障碍经反复常规治疗，如反复超促排卵（大于等于 3 个周期）且结合宫腔内人工授精治疗后仍未获得妊娠者。

（3）子宫内膜异位症

子宫内膜异位症经常规药物或手术治疗仍未获得妊娠者。

①Ⅰ、Ⅱ期子宫内膜异位症：小于 35 岁者至少 3 次人工授精未孕，大于等于 35 岁者或不孕年限大于等于 3 年者至少 2 次人工授精未孕；

②Ⅲ、Ⅳ期子宫内膜异位症者。

（4）男性因素的不孕症

男性少、弱、畸精子症或复合因素的男性不育,经宫腔人工授精治疗仍未获得妊娠。

①少精子症:精子浓度大于等于 5,小于 $15×10^6$ml,3 个人工授精周期失败;

②弱精子症:前向活动精子率大于等于 10,小于 32%,3 个人工授精周期失败;

③精子正常形态率大于等于 2%,小于 4%,3 个人工授精周期失败;

④回收的前向活动精子大于等于 2,小于 $5×10^6$ml。

(5)免疫性不孕或不明原因不孕

反复经宫腔内人工授精治疗或其他常规治疗仍未获得妊娠者。

①小于 35 岁经 3 个周期人工授精治疗失败的;

②大于等于 35 岁且不孕年限大于等于 3 年者,至少 2 次人工授精未孕;

③大于等于 38 岁且不孕年限大于等于 1 年者,至少 2 次人工授精未孕。

第二代试管婴儿(ICSI)

即卵细胞浆内单精子注射,是将单个精子在显微镜下注入卵母细胞浆内,从而使精子和卵子结合受精形成受精卵并发育成胚胎,将胚胎移植入子宫腔内,达到妊娠目的。主要解决的是男性不育问题。有以下几种适应证:

(1)严重的少、弱、畸精子症

男方精液检查至少有两次以上精液常规符合以下任一标准:

①少精子症:精子浓度小于 $5×10^6$/ml;

②弱精子症:前向活动精子率小于 10%;

③畸精子症:精子正常形态率小于 2%;

④精液处理后前向活动精子数小于 $2×10^6$ 个。

(2)不可逆的梗阻性无精子症,经附睾穿刺或睾丸活检证实有成熟精子。

(3)生精功能障碍,排除遗传缺陷疾病所致,且睾丸活检存在成熟精子。

（4）免疫性不育，经药物及人工授精、第一代试管婴儿治疗失败。

（5）常规试管婴儿受精失败，或受精率极低（小于30%）。

（6）精子顶体功能异常及缺陷，精子顶体酶活性测定异常。

第三代试管婴儿 (PGD)

是指胚胎移植前，取胚胎的遗传物质进行分析，筛选健康胚胎移植，防止遗传病传递的方法。适用于有遗传性疾病的患者。

不适合做试管婴儿的人群

（1）提供卵子及精子的任何一方患生殖、泌尿系统急性感染或性传播疾病。

（2）提供卵子及精子的任何一方接触致畸量的射线、毒物、药品并处于作用期。

（3）提供卵子及精子的任何一方有酗酒、吸毒等不良嗜好。

（4）女方患有不宜生育的严重遗传性疾病、严重躯体疾病、精神心理障碍等。

（5）接受卵子赠送的夫妇双方患生殖、泌尿系统急性感染和性传播疾病或有酗酒、吸毒等不良嗜好。

（6）女方子宫不具备妊娠功能或有严重躯体疾病不能承受妊娠。

辅助生育

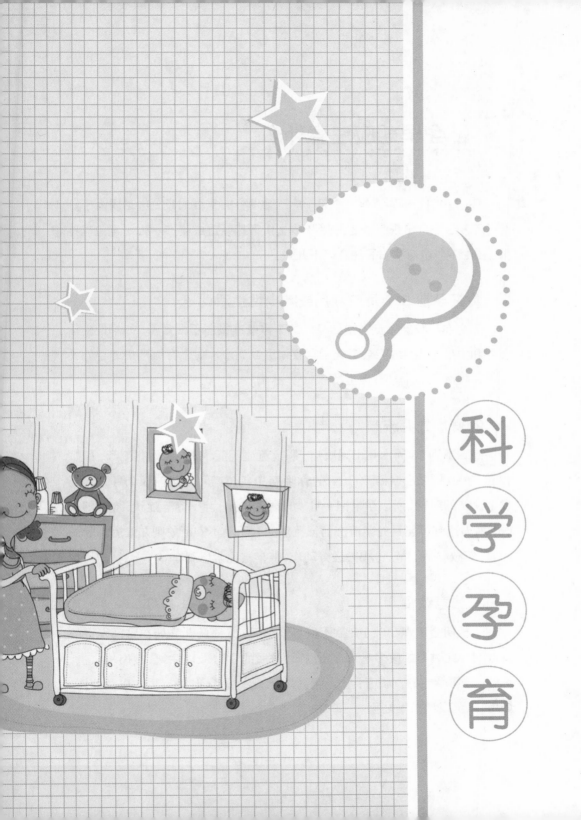

科学孕育

怀孕早期应注意什么

怀孕初期(怀孕的前三个月)是胚胎发育的重要时期,这时候由于胚胎还不稳,一旦出现意外容易使胚胎受伤害甚至造成流产。为了避免这些情况,在怀孕初期孕妇需注意以下几点:

1. 怀孕前 3 个月应避免或减少性生活

因为在早孕期胎盘和孕妇母体的子宫壁连接还不太紧密,如果性生活姿势和力度不当,可能会引起子宫收缩造成流产。对于有流产史的孕妇不主张在怀孕前 3 个月有性生活。

2. 警惕先兆流产

妊娠不满 28 周内凡出现腹痛、阴道流血等症状,称为先兆流产,妊娠 12 周内为早期先兆流产,其后的称晚期先兆流产。怀孕前 3 个月是容易发生流产的时期,所以孕早期一旦发现阴道出血、肚子疼等症状,应立即就医,因为这有可能是先兆流产的征兆。如有胎动不安征象则在安胎治疗的同时,勿做双手上举、弯腰搬运等动作,乘车避免紧急刹车。

3. 注意饮食

孕早期会出现孕吐、食欲不振等早孕反应,而胎儿又处在脑部发育的关键期。此时孕妇应多吃富含蛋白质、铁质的食物,如:牛奶、瘦肉、鱼、蛋、猪肝;缓解孕吐的食物有:全麦面包、饼干等。忌食狗、羊、牛肉以及油炸、烧烤、辛辣发散碍胎之物。

4. 补充叶酸

怀孕初期补充叶酸,能有效预防胎儿畸形。怀孕初期的孕妇补叶酸可以通过食补,多吃富含叶酸的食物,如菠菜、莴苣、橘子、猕猴桃等,也可以在医生指导下服用叶酸片剂。

另外,还要注意预防感冒;保持大便通畅,既不能大便秘结,又要避免大便稀泻,更忌腹泻。

 ## 怀孕早期肚子疼是怎么回事

怀孕初期正常情况会肚子疼吗?肚子隐隐疼属于孕早期出现的正常生理反应。因为子宫增大,占据盆腔的范围增大,孕妇会感到腹部有一种隐隐的牵拉痛。但值得注意的是,如果肚子持续疼痛并伴有出血症状,应立即入院检查,这种病理性的肚子疼可能预示着流产或异位妊娠等情况。因此,当怀孕初期出现肚子疼的情况时,要学会分辨是生理性腹痛还是病理性腹痛。

 ## 怀孕后产前检查的时间

首先,孕后要定期产前检查,具体的产前检查时间如下:

早孕检查未发现异常者,应于妊娠 20 ～ 36 周每四周检查一次,孕 36 周以后每周检查一次,高危孕妇酌情增加产前检查次数。

科
学
孕
育

首次产前检查应当在妊娠 6 ~ 13^{+6} 周。

目前国内推广胎儿染色体非整倍体异常的早孕期血清学筛查（10 ~ 13^{+6} 周）和胎儿颈项透明层（NT）测量（11 ~ 13^{+6} 周），所以首次的检查时间范围为妊娠 6 ~ 13^{+6} 周。

对孕 6 ~ 13^{+6} 周的保健建议，还包括营养和生活方式的指导，避免使用可能影响胎儿正常发育的药物，以及实验室必查和备查的项目等，强调对需要进行地中海贫血筛查、甲状腺功能检测、宫颈细胞学检查和宫颈分泌物检测的，如孕前未检测，应考虑在首次产前检查时进行。对内科合并症进行再次评估。

孕期能接种疫苗吗

必要时，孕期可接种破伤风或流感疫苗。

美国妇产科医师协会和加拿大妇产科医师协会关于孕期免疫接种的建议，可作为孕期免疫接种咨询的参考：

1. 活病毒疫苗和减毒活病毒疫苗

包括麻疹、流行性腮腺炎、脊髓灰质炎减毒活疫苗、风疹、伤寒、牛痘、水痘、带状疱疹、黄热病，孕期禁忌接种。但是孕期不慎接种了活病毒疫苗和减毒活病毒疫苗的孕妇，没有必要建议终止妊娠。

2. 灭活病毒疫苗

流感疫苗比较安全，流感期间可以接种狂犬病疫苗、甲型肝炎或乙型肝炎接种指征与非孕期相同；乙型脑炎疫苗的接种需要慎重权衡对母儿的影响；孕期存在脊髓灰质炎感染风险时，可以考虑接种灭活脊髓灰质炎疫苗。

3. 灭活菌苗

脑膜炎双球菌和肺炎双球菌疫苗接种按照非孕期规定，霍乱和鼠疫疫苗孕期接受安全性不确定，接种应权衡利弊。

4. 被动免疫注射

高效免疫球蛋白（乙型肝炎、狂犬病、破伤风、水痘）应在暴露后立即注射；麻疹和甲肝易感者可以注射丙种球蛋白；有破伤风和白喉杆菌感染可能者应注射抗毒素。

孕期能用药吗

怀孕期间尽量不用药，但患病时有需要，也是不能避免用药的，但应严格按医生的医嘱用药。

美国食品药品监督管理局（以下简称为 FDA）的孕妇用药分级标准因其科学、客观的评价机制，目前已成为众多妇产科医生的重要的用药参考。以下摘录了基本分级原则和各级的部分常见药物，希望给准妈妈们用药提供一些参考。

FDA 根据药物对胎儿的危害性将其分为 5 级：

A 级

在设对照组的药物研究中，在妊娠头 3 个月的妇女身上未见到药物对胎儿产生危害的迹象（并且没有在其后 6 个月具有危害的证据）。该类药物对胎儿的影响甚微。

常见药物：维生素 C、维生素 D、维生素 E、氯化钾、左甲状腺素钠等。需要特别提醒的是，这一类药物也并非进入了"保险柜"，如不遵照医嘱、自行加大剂量等不规范用药仍然是十分危险的！

B 级

在动物繁殖研究中（并未进行孕妇的对照研究），未见到药物对胎儿的不良影响。或在动物繁殖研究中发现药物有副作用，但这些副作用并未在设对照的妊娠头 3 个月的妇女中得到证实。

常见药物：阿莫西林、氨苄西林、头孢类抗生素、红霉素、阿奇霉素、甲硝唑、克霉唑、胰岛素、制霉菌素等。

C 级

动物研究证明药物对胎儿有危害性（致畸或胚胎死亡等），或尚无设对照的妊娠妇女研究，或尚未对妊娠妇女及动物进行研究。本类药物只有确定了对孕妇的益处大于对胎儿的危害之后，方可使用。

常见药物：阿司匹林、氢化可的松、庆大霉素、硝苯地平、茶碱、氧氟沙星、诺氟沙星等。

今年公布，阿司匹林、强的松、羟氯喹等在低剂量用药情况下可归属 B 级用药，病人应按医生医嘱服用。

D 级

有明确证据显示，药物对人类胎儿有危害性。但尽管如此，孕妇用药后绝对有益（例如用该药物来挽救孕妇的生命，或治疗用其他较安全的药物无效的严重疾病）。

常见药物：白消安、碘、磺胺甲唑、卡马西平、劳拉西泮、西拉普利等。

X 级

对动物和人类的药物研究或人类用药的经验表明，药物对胎儿有危害，而且孕妇应用这类药物无益，因此禁用于妊娠或可能怀孕的患者。

常见药物：利巴韦林（常用的抗病毒药物）、艾司唑仑、氟伐他汀、洛伐他汀等。

什么是产前诊断

产前诊断是指胎儿在出生前采用各种方法预测其是否有先天性疾病（包括畸形和遗传性疾病），为能否继续妊娠提供科学依据，可为需要进行产前诊断的孕妇生育一个健康婴儿提供帮助。

核型分析是产前诊断的金标准，核型分析包括三种有创性的取样方式：绒毛膜取样、羊水穿刺和经腹脐静脉穿刺。绒毛膜取样的最佳孕周为 10 ~ 14 周，羊水穿刺最佳孕周为 16 ~ 21 周，脐带血穿刺最佳孕周为 20 ~ 28 周，这三种方法都属于侵入性、有创诊断方法，容易引起感染和流产，且细胞培养周期较长，并存在培养失败的可能。

大龄妇女为什么要进行产前诊断

大龄（大于等于 35 周岁）妇女怀孕，其遗传物质容易发生突变，因此建议进行产前诊断。

科学孕育

正确认识 NT

什么是 NT

1992 年，Nicolaids 等使用"颈项透明层"这一名称来描述早孕期胎儿颈后部皮下组织内液体积聚的厚度，反映在超声声像图上即为胎儿颈后皮下组织内无回声带，称为颈项透明层，取英文缩写称为 NT。颈项透明层超声测量时即指胎儿颈椎水平冠状切面皮肤至皮下软组织之间的最大厚度。

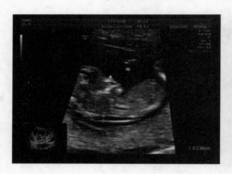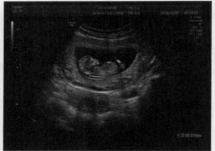

为什么在早孕期测定 NT

颈项透明层厚度的测定对临床有重要意义，超声测量胎儿结构异常与染色体异常的众多超声指标中以 NT 的意义最大，颈项透明层增厚越明显，发生胎儿结构异常与染色体异常的概率越大。胎儿结构异常主要有胎儿心脏畸形、先天性膈疝、胸廓畸形和淋巴水囊瘤等，染色体异常主要有 21-三体综合征、18- 三体综合征、13- 三体综合征，且随厚度增加一般预后越差。因此，对于孕早期超声发现 NT 增厚者应进行胎儿染色体检查以及 B超定期随访检查有无合并胎儿结构畸形。

NT 最佳测量时间

正常 NT 的厚度随孕龄的增长而增厚，至孕 13 周达最大，中孕期自发消退。最佳测量时间为孕 11 ~ 13^{+6} 周。

NT 厚度测量的异常范围

NT 异常标准随孕龄而不同。孕 10 周 ≥ 1.8mm，孕 11 周 ≥ 1.9mm，孕 12 周 ≥ 2.1mm，孕 13 周 ≥ 2.2mm。亦可采用孕 10 ~ 13 周 ≥ 2.5mm，14 ~ 22 周 ≥ 6mm。

 # 正确认识无创 DNA 产前检测

何谓无创 DNA 产前检测

无创产前基因检测技术的原理是基于孕妇的外周血中含有胎儿的游离 DNA，通过抽取孕妇的外周血并提取胎儿 DNA，对提取的 DNA 进行基因测序，并结合生物信息分析方法得出胎儿患染色体非整倍性疾病的风险指数。因仅需采集孕妇静脉血 10 ml，属非侵入性，所以无流产及感染的风险；对胎儿安全、无创伤；准确率高，可达到 99% 以上；快速，采血后，大约 10 个工作日可出检测报告。

无创 DNA 产前检测技术与传统的产前筛查有什么区别

产前筛查是一种通过血清学（或 B 超）的方法，结合孕妇的预产期、年龄、体重和采血时的孕周等，计算胎儿罹患 21- 三体综合征、18- 三体综合征和开放性神经管缺陷的危险系数的检测方法。以产前筛查常见的二联法为例，其对 21- 三体综合征的检出率大于等于 60%，假阳性率小于 8%；

对 18- 三体综合征的检出率大于等于 80%，假阳性率小于 5%；对开放性神经管缺陷（ONTD）的检出率大于等于 85%，假阳性率小于 5%。 与传统的产前筛查不同，无创 DNA 产前检测技术是直接对孕妇静脉血中游离的胎儿 DNA 进行测序和分析，理论上可对胎儿的全部染色体非整倍体疾病进行检测，目前可成熟检测 21- 三体综合征、18- 三体综合征和 13- 三体综合征三大染色体疾病，准确率高达 99% 以上。针对这三对染色体异常，理论上做了无创 DNA 产前检测，就无须做唐筛，但具体情况还需遵医嘱，因其不包括其他染色体检查。

无创 DNA 产前检测报告中如果有某项检测值非常接近临界值，是不是属于低危中的高危了

无创 DNA 产前检测的正常参考值为 "-3.00 ～ 3.00"，这是通过复杂的生物信息分析计算出来的数值，没有实际的物理意义，也没有单位。检测值的高低从某种意义上来说，与母亲体内的胎儿游离 DNA 含量有关，因人而异，并没有检测值接近 -3 或者 3 的话就代表高危的说法。只要数值是在正常值范围（-3.0 ～ 3.0）内，不超出临界值都是无异常的。无创 DNA 产前检测报告中，只要结果一栏上标明 "未见明显异常"，说明在检测范围内，胎儿的 13、18、21 号染色体数目未见明显异常，即此项检测无异常。

已做过产前筛查的孕妇，是否还需要做 DNA 检测

产前筛查是一种通过血清学（或 B 超）的检查方法，结合孕妇的预产期、年龄、体重和采血时的孕周等，计算生出先天性缺陷胎儿的危险系数的检测方法，其结果受到多种因素的影响，具有较高的假阳性率与漏检率。而无创 DNA 产前检测技术是直接针对孕妇静脉血中游离的胎儿 DNA 进行测序和分析，具有较高的准确性。 鉴于产前筛查有较高的假阳性率与漏诊率，筛查结果为低危的孕妇可以接受该项检测，以排除漏诊的可能；筛查结果为高危的孕妇也可接受该项检测，以排除假阳性的可能，最大限度地减

少有创性产前诊断给孕妇和胎儿所造成的风险和伤害。

做无创 DNA 产前检测时，孕妇抽血需要空腹吗？有需特别注意的事项吗

做无创 DNA 产前检测时，采血不需空腹、不需做特殊准备，没有其他特别注意事项。

正确认识唐氏综合征筛查

什么是传统血清学唐氏筛查

唐氏筛查是通过抽取孕妇外周血，检测血清中甲型胎儿蛋白、绒毛促性腺激素和游离雌三醇的浓度水平，并结合孕妇的预产期、体重、年龄和孕周等指标计算生出唐氏患儿的危险系数。一般在孕中期进行，最佳检测孕周是 $14 \sim 20^{+6}$ 周。

血清学唐氏筛查的风险有哪些

唐氏筛查是血液生化指标结合孕妇的预产期、体重、年龄和孕周等指标计算生出唐氏患儿的危险系数。因其影响因素较多，由此计算得出的风险值误差很大，假阳性和漏诊率较大。唐氏筛查的检出率只有 60% ~ 70% 左右，漏诊率高达 30% ~ 40%，因此唐筛低危孕妇也可能孕有唐宝宝；而唐筛结果高危的孕妇大部分经产前诊断确诊为孕正常胎儿，约 1% 左右异常。

如何检测唐氏综合征

目前唐氏综合征检测方法有：血清学筛查、新型的无创产前 DNA 检测、超声颈部透明带检查、核型分析。

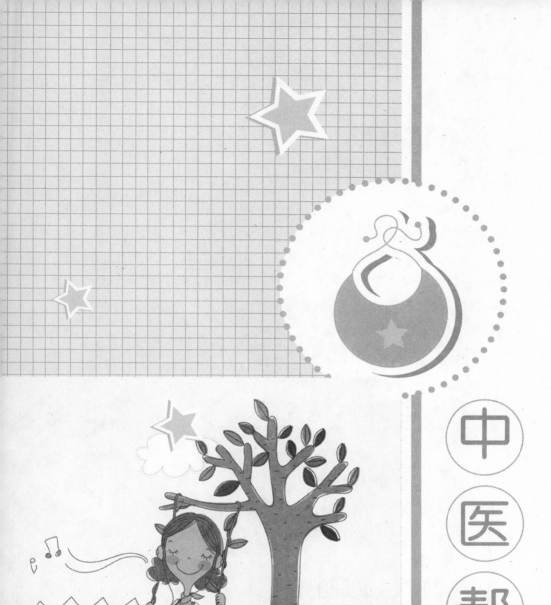

中医帮忙

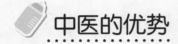

中医的优势

中医是中华民族的传统医学，是我国的瑰宝，中医可以运用在很多疾病的治疗领域，当然也可运用在不孕不育的治疗上。多数不孕不育属全身性疾病，与五脏六腑的健康水平，气血、津液的运化情况密切相关，并非单纯由生殖系统原因导致。中医在明确病因病理，查明病灶，去除身体器质性病变的基础上，进行全身调理，补肾填精、活血通络、平衡内分泌，营建生殖胎孕最佳环境，为怀孕生育提供重要保障！

什么是孕前中医调理

准妈妈们想健康顺利地度过孕期，生下宝宝，可在孕前通过学习中医学的知识，运用中药材等来好好调理一下身体。

孕前中医调理的作用

孕前注意体质的调理，并且积极治疗一些本身就有的慢性病或其他疾病如罹患甲状腺功能异常的夫妻，最好孕前就能先疏导病体，做好治疗，才能在怀孕时给予宝宝最有利的生长环境。可在备孕的半年前开始调理体质，因为只有健康的母亲，才能孕育健康的胎儿。

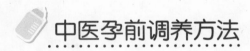

中医孕前调养方法

第一步：调经

中医往往根据月经的量、颜色、周期等，可以判断出女性身体的症结所在。中医认为，女性月事主要与肝肾功能以及冲脉、任脉有关，如果这些脏腑、经络出现问题，会导致月经异常，因此应充分重视。

专家提示： 对于月经量和周期有变化的女性，随时可以找中医进行调理，不一定要等到准备怀孕的时候才去调理。

第二步：量体温

正常育龄女性的体温，排卵后在孕酮的作用下会上升 $0.3 \sim 0.5°C$，持续 14 天，然后下降。如果体温上升 3 ~ 5 天后就下降了，或是一直没有升高的迹象，说明排卵可能有问题。

专家提示： 除了望、闻、问、切等专业诊断手法外，中医还会借助西医的诊断方法对病情进行进一步判断，例如为了判断排卵是否正常，除了采用量体温的方法外，有时还会通过 B 超进行诊断。如果确诊，就可以采用中药对症治疗了。

第三步：暖宫

中医有宫寒不孕的说法。子宫就像是胎儿的暖房，如果子宫内冰冷，那么胎儿就无法生长。为了防止宫寒，女性应特别注意保持小腹温暖。尤其是在空调环境下工作的女性以及那些经常坐着不动的女性，更应该注意腹部保暖。

专家提示： 女性爱美是天性，但也要注意根据气候变化调整着装，平时就应该注意下半身的保暖，尤其是脚部及腹部。不要让自己受寒，只有在身体温暖的情况下，气血才会畅通。

第四步：养气安神

中医有女子多妒不孕的说法，意思是心胸狭窄、经常生气、嫉妒可能会导致肝气郁结，影响受孕。

专家提示：对待任何事都不要过于急躁，脾气大就会气滞。让自己随时随地保持平心静气的态度有助于顺利怀孕。

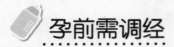

孕前需调经

所谓调经是指调整月经，使行经时间规律，经期长短合宜，经量多寡正常化，因为量少可能是子宫内膜太薄，会使受精卵着床不易。此外，血色深浅和痛经的情况，都在调经的范围内。

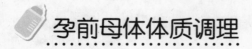

孕前母体体质调理

除了在孕前调经，使身体达到受孕的理想状态外，平时母体体质的增强同样不容忽视，因为这关系到宝宝的健康。中医学认为，母体的体质与优生至关重要。《景岳全书》："求子者必先求母 —— 欲为子嗣之谋，而不先谋基址，非计得也。"有关研究也表明体质有先天遗传因素。

孕前中医调理的时间

中医认为,在孕前的半年至一年内,妈妈调理好身体,不仅能为新生宝宝一生的体质打下良好的基础,也是给自己的身体一次"全面休整"。

 ## 需要孕前中医调理的人群

(1)大龄女性

女性30多岁时肾气就开始衰弱了,肾的自然衰老、肾气亏虚影响健康、受孕,所以,大龄女性受孕前用中药调理是必需的。

(2)有流产史的女性

(3)惊恐伤肾、月经不调者

中医讲,惊则气乱,恐则伤肾。而肝肾又主生殖,所以肝肾受伤,必然产生一系列病症。

(4)细菌感染、妇科炎症者

(5)内膜受伤者

(6)损伤元气、神怠力衰者

(7)性趣降低、厌烦性事者

(8)做过手术者

(9)减过肥的女性

(10)生过大病的女性

(11)计划生二胎者

孕前不同体质的中医调理

气虚体质 —— 补气、健脾、益肾

气虚体质的人通常形体消瘦或偏胖，说话有气无力、声音低沉，容易倦怠、健忘，常常坐着就出汗，稍微活动出汗更多，食欲较差，易感冒，常腹泻。

饮食调理：要达到膳食平衡，饮食多样，营养丰富。可多吃粳米、糯米、小米、胡萝卜、香菇、豆腐、鸡肉、青鱼、山药、桂圆、红枣、莲子等进行调养。忌食冷饮、大量的生冷蔬菜和水果、肥肉、煎炸食品等。

生活调理：保证充足的休息时间，不可熬夜，如有条件可安排每天1小时午睡，起居有规律，适量运动，每天户外散步40～60分钟；避免剧烈及竞技性运动；注意及时增减衣物，避免着凉感冒。

血虚体质 —— 滋养阴血

血虚体质的人通常面色苍白，常有头晕目眩，嘴唇和指甲颜色较淡；月经量少或闭经，不耐体力劳动，易失眠。

饮食调理：宜食易消化食物，可多吃一些桑葚、荔枝、黑木耳、菠菜、胡萝卜、猪肉、牛肝、羊肝、甲鱼、枸杞、当归、红枣等进行调养。戒烟酒，忌食辛辣腥膻，如无鳞鱼、辣椒、生姜、蒜等，以免耗伤阴血而影响胎元。

此外，中医认为脾胃为气血生化之源，过多的甘甜之品会阻碍气血的生成，所以也不要食入过多甜食。

生活调理：中医认为，阴血不足的人容易出现抑郁、焦虑的现象，所以保持良好情绪是自我调护的重点。

阴虚体质 —— 滋阴、清热、润燥

阴虚体质的特征表现为午后低热，口燥咽干，半夜睡着出汗，醒后汗止，心烦急躁，睡不安稳。

饮食调理：宜食清淡的食物，可多吃芝麻、糯米、蜂蜜、乳品、鱼类、黑木耳、藕汁、海参、枸杞、银耳等进行调养。戒酒烟，特别要戒烈性白酒，白酒会助火生热。因阴虚多伴内热，故忌食一切大辛大热、助阳及刺激性食物，如蒜、辣椒、胡椒、花椒、干姜，还要忌食大热补品，如人参等。

生活调理：中医认为，阴虚可由血虚进一步发展而来。因此，除血虚体质应注意的各项因素外，还要节制性生活；学会情绪的自我调节，避免暴怒。

阳虚体质 —— 温补脾肾、助阳祛寒

阳虚体质的人通常形体较胖，平时怕冷喜暖，手足总是冰凉，腰膝冷痛，耐春夏不耐秋冬的气候。

饮食调理：宜食清淡易消化食物，可多吃羊肉、鸡肉、韭菜、核桃、葱、姜等进行调养。戒烟酒，忌食清热解毒之品，不宜过食生冷瓜果及性偏寒凉的食物，如香蕉、西瓜、番茄、苦瓜、苋菜、橄榄、豆腐、茭白等。

生活调理：中医认为"动则生阳"，要适当加强体育锻炼。

中医能调理子宫内膜薄吗

中医学认为，子宫内膜薄是由于女性肾气不足，气血两虚，肝血不畅，导致冲任失调而造成的。内膜过薄可能会导致胚胎着床失败。中医调理，可以达到益气活血、疏肝健脾、补充肾气的作用，不仅能使子宫内膜增厚，而且能够为胚胎的发育提供更充足的营养，能够全面地改善女性的体质，

而中药是纯天然成分，长期合理使用不大会有副作用。常用药物有：大熟地、白芍、当归、党参、黄芪、紫河草等。

中医能促排卵吗

中医认为，肾藏精，为生殖之本，它主宰着脑、天癸、冲任、胞宫间的功能调节和控制。这与西医学的中枢神经系统通过下丘脑和垂体、卵巢间的生殖功能调节有相似之处。肾气旺盛，肾精充实，气血调和，任通冲盛，男女适时交合，两精相搏，胎孕乃成。肾——天癸——冲任——子宫生殖轴是女性的生殖基础。因此，各种原因导致的肾——天癸——冲任——子宫生殖轴的生理功能失调，都会导致不孕的发生。而肾——天癸——冲任——子宫生殖轴的正常则表现为女性有正常的经、孕、产、乳。因而，不孕的同时往往伴随月经的不调。中医学非常强调"种子必先调经"这一思想。

以月经失调为临床主要表现，以排卵障碍为基本病因的不孕症属于中医肾虚的范畴，中医治疗在补肾基础上调理月经，正所谓"经调则种子易也"。

近十几年来，中医在促卵泡成熟、促排卵等方面，借助西医的诊断技术和检测手段，在古人众多的理论和经验的基础上，辨病和辨证相结合，使治疗效果得到了明显的提高。

中医对封闭抗体低下有作用吗

中医认为复发性流产封闭抗体低下者，多由于正气不足，肾精不固，不能温养胞脉，致胞脉失养，临床往往表现为屡孕屡堕，甚或如期而堕，其病机总以正气不足为发病之先导，肾阳虚为发病之本，兼及心肝脾三脏失调。

中医提倡"治未病"，也即未病先防、既病防变、病后防发、以防为主，对滑胎的孕前治疗起着重要的指导作用。封闭抗体低下的复发性流产，最重要的是孕前调理。讲究辨证调经，培固其本，一般需在再次妊娠前调理 3～6 个月经周期。一般主张动态的连续的过程，分孕前调理、试孕当月调理、孕后保胎 3 个阶段。通过这 3 个阶段治疗，封闭抗体低下的复发性流产患者，常能收到满意效果。常用方子有参芪寿胎丸、八珍汤等。

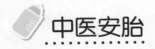

中医助孕

中医认为，男精壮而女经调，在氤氲之时，两神相搏，阴阳和合而成胎孕。"两神相搏，阴阳和合"是指精子与卵子在输卵管壶腹部结合为受精卵，其后孕卵一边分裂，一边向宫腔移动，直到受精后第 4 天进入宫腔。在此过程中，若女子脾肾气虚，气机推动乏力，则不能及时将孕卵送达子宫；若少腹宿有瘀滞，冲任胞脉、胞络不畅，运送孕卵受阻，亦无法移行至子宫，导致孕卵种植在输卵管内或宫角而成为异位妊娠。

中医借助补气益肾药与理气药，以黄芪、党参、太子参健脾补中、益气升阳，加强温煦推动之力，借枳壳、陈皮加强理气运行之力，推动孕卵向胞宫运行，以助孕卵着床。

中医安胎

传统养胎安胎法多在确定妊娠之后，或出现阴道出血、腰酸腹痛等先

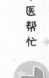

兆流产现象时实施。然而临床实践证明，如此往往无法取得理想的效果。现代中医提出接受辅助生殖技术、中西药物助孕者，在胚胎移植当天或人工授精、药物促排卵助孕后，亦即胚胎着床前便服用健脾益气为主要治法的中药汤剂，以长膜养胚，促胚着床。

众所周知，自然状态下人类胚胎以囊胚的形式植入母体。囊胚在受精后的第 5 ~ 6 天形成，囊胚形成后进入宫腔，并漂浮游离 1 ~ 2 天才开始植入，到受精后的第 9 天，也就是囊胚进入宫腔的第 5 天完全植入子宫内膜，完成受精卵着床。

值得一提的是，对于着床前的安胎治疗，中医尤其重视补益脾胃。之所以重视脾胃，是因为中医认为脾胃运水谷化为气血精津，一则充养全身肌肉，使之丰满壮实，一则流于冲任，经冲任充养胞宫，使内膜增厚、松软、发挥纳胎着床之用。倘若后天脾胃虚弱，不能运水谷"生养肌肉"，必致肌肉瘦削，痿弱无力，内膜菲薄亦不能尽开窗纳胎之用。遵循中医"预培其损"的原则，治疗以补肾健脾、益气养血、调理冲任为主，常用药物有菟丝子、续断、桑寄生、熟地黄、白芍、鹿角霜、党参、白术等。

安胎前移有必要吗

中医认为安胎前移很有必要。安胎须有因"时"制宜的思想，首先体现在分阶段特色治疗，其着床前即实施安胎治疗，是对中医安胎方法在时间上的一种突破。传统养胎安胎法多在确定妊娠之后，或出现阴道出血、腰酸腹痛等先兆流产现象时实施。然而临床实践证明，如此往往无法取得理想的效果。中医提出接受辅助生殖治疗、中西药物助孕者，在胚胎移植当天或人工授精、药物促排卵助孕后，也即胚胎着床前便服用以健脾益气为主要治法的中药汤剂，以长膜养胚，促胚着床。临床试验也证明，该方法能降低辅助生殖治疗患者生化妊娠流产的发生率,从而提高胚胎着床率和临床妊娠率。

其次,因"时"制宜还体现在,基于受精卵发育、输送、着床的时间规律,而确定不同的给药时间和疗程。

对于人工授精者,因授精在体内进行,受精卵发育需要时日,中医主张在第1次授精后即开始服用汤药,一般连续服药14剂。

因此,不管自然受孕还是人工授精受孕,中医在提前安胎方面可发挥独特的优势和作用,提前安胎,可以大大提高妊娠率。

随着现代辅助生殖技术的应用,如何提高妊娠率也逐渐被现代医家所重视。现代医学认为,子宫有一个极短的窗口期允许受精卵着床。其中囊胚表面滋养细胞和子宫内膜同步发育且功能协调是受精卵着床的重要条件。众多研究报道,辅助生殖治疗着床率、妊娠率低的一个重要因素就是子宫内膜容受性差,内膜与种植胚胎生长发育不同步。由于移植的胚胎较自然周期受精卵提前3~4天进入子宫,这种时差造成了子宫内膜生长晚于胚胎发育,加之降调节、促排卵、穿刺取卵、胚胎移植术等对内分泌的影响,使子宫内膜生长缓慢。内膜薄不具兼容性,不能适时启动窗口期。故此时急宜促进内膜生长、固养胎元。唯健脾助运、迅速补养后天脾胃、引水谷精微化气血以长膜养胎为不二法门。假若拘泥传统补肾益精之法,则先天肾精恐难在短期内充养,反致胚殒难留之忧。

中医保胎

先兆流产和习惯性流产是临床常见的妊娠病,相当于中医的"胎漏、胎动不安"和"滑胎",有肾虚、血热、气血不足、跌仆瘀血等不同原因,又以肾虚为病机的基础和核心。因肾主生殖,为冲任之本,"冲为血海""任主胞胎",是故肾气充盛则胞络能够提摄胎元,肾精充足则冲任旺盛,胎有所养而强壮。反之，肾气虚损则冲任不固，胎失所系；肾精亏乏则冲任血少，胎元失养而易堕。在肾虚的基础上，其他诸因中以阴虚血热最常兼见。因为孕后阴血聚于冲任以养胎，使机体处于阴血偏虚、阳气偏亢的生理状态。肝藏血，主疏泄，体阴而用阳，此类病人往往精神高度紧张，过于忧虑，使肝气易郁，气郁化火，加重内热。阴虚内热，伤于血络，胞络受损，扰动胎元而使其不安。综上所述，肾以载胎，血以养胎，热以动胎。因此，固肾是安胎之本，养血是安胎之基，清热是固胎之要。

中药不同于激素，中医是一种顺应自然、因势利导的生态治疗。中药中各种微量元素既可以补充人体必需的微量元素，也可以调节人体对微量元素的吸收，尤其对内分泌的调节有较大优势。对大多数因内分泌功能不足、体质、免疫等造成的先兆流产，有缓解症状、增强体质、改善盆腔内环境、促进宫体和胚胎的供血供氧作用，有助于胚胎的种植与发育，达到保胎优生的目的。中医讲究因人而异，辨证施治。常用方子有寿胎丸、八珍汤等。

何为宫寒？中医治疗宫寒不孕

中医认为女性宫寒表现为经前后或经期小腹冷痛，喜按，伴有下腹坠胀，得热则缓和，经量少，腰膝酸软，手足不温，白带多、脉沉紧、舌苔薄白多津症状。辨证属肾阳不足，胞宫失于温煦。就像《傅青主女科》所述："下身冰凉，非火不暖，交感之际，阴中绝无温热之气。人以为天分之薄也，谁知是胞胎寒之极乎？夫寒冰之地，不生草木，重阴之渊，不长鱼龙。今胞胎既寒，何能受孕？虽男子鼓勇力战，其精甚热，直射于子宫之内，而寒冰之气相遇，亦不过茹之于暂。"故宫寒女性不易怀孕。中医多用温经暖宫止痛药物治疗，常用方剂如温经汤，常用药物有附子、小茴香、肉桂、艾叶、紫河车等。平时忌冷饮等寒性食物。

情绪与不孕有关系吗

答案是肯定的。中医认为心情忧郁或烦躁者多属于肝郁，多见于婚久不孕。症见月经先后无定期，经量少，色暗有血块，或经行不畅、淋漓不尽，经来腹痛，经前乳房、胸胁、小腹胀痛，精神抑郁，心烦易怒，口干，睡眠差，舌质可见暗红，苔薄白，脉弦。正如古代医家所云："肝气郁，则心肾之脉必至郁，盖子母相依，郁必不喜，喜必不郁。"对于这些女性，中医多以疏肝解郁，健脾养血为主。方用逍遥散加减。同时，嘱咐其保持心情愉悦、放松，平时夫妻之间加强沟通和交流，也可以通过适当的体育运动来放松身心。

放松心情很重要

黄女士，32岁，婚后把工作辞了，在家"专职造人"，买了一大摞有关助孕的书籍，每天还上网查找尽快受孕的方法。但是1年多过去了，却一点怀孕的苗头也没有，每当发现月经来潮，心里就极其失望。慢慢地，她对过去喜欢做的事情如逛街、旅游、交友等统统失去兴趣，月经也变得越来越不正常。医生在和她的交流过程中明显感觉她精神焦虑，心理压力大。考虑该女士没有任何不孕的病因，其轻微的排卵障碍可能是精神过度紧张的原因，于是医生建议她暂时停止治疗，外出度假。她接受了建议，夫妻二人和几个好友一起自驾游，放下一切，将自己全身心投入大自然的怀抱，享受快乐。没想到的是，度假结束不久就发现怀孕了。

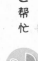

为何肥胖女性难怀孕

中医认为形体肥胖者，多痰，为痰湿所困，常见胸闷脘胀，倦怠乏力，面色皎白，月经后期、稀发、色淡红、量少，甚则闭经，带下量多，黏腻如痰，舌质淡嫩、胖大，苔腻，脉滑等。痰湿盛者多肥胖，肥胖者多气虚，气虚者多痰，外表看似健壮实际多虚弱，日积月累，"胞胎竟变为汪洋之水窟矣"，"虽男子甚健，阳精直达子宫，而其水势滔滔，泛滥可畏，亦化精成水矣，又何能成妊哉？"因此，常会发现，很多肥胖女性，结婚多年仍然未怀孕。对于这些女性，建议中西医结合治疗，排除多囊卵巢等疾病可能，使得她们早日怀上宝宝。

 减肥成功自然怀孕案例

黄女士，30岁，婚后2年未孕，体重90公斤，月经不规则，中重度脂肪肝，高血脂，还打鼾。黄女士的肥胖原因是久坐少运动，饮食习惯不好，不吃早餐，睡前进食，在外就餐多，并且内分泌紊乱。她听从医生的健康指导，经过3个月生活方式的调整，共减重11.5公斤，自然怀孕，10个月后，成功顺产一名6.7斤女婴。

中医对抗心磷脂抗体（ACA）阳性有治疗作用吗

抗心磷脂抗体是一组自身免疫性抗体，其中以 IgG、IgM 型抗体与临床关系最为密切。正常情况下，带有电荷的心磷脂（心肌、子宫居多）位于细胞膜脂质双层的内层，不被免疫系统识别，一旦暴露，心磷脂抗原刺激机体产生一种自身免疫性抗体，它是强烈的凝血活性物质，可直接造成血管内皮细胞损伤。与抗心磷脂抗体相关的临床症状统称为抗磷脂综合征，主要表现为反复的动、静脉血栓，自发性流产、早产、死胎、血小板减少症等。抗心磷脂抗体可通过多种途径促进血栓形成，胎盘血管的血栓使妊娠妇女出现流产、早产和死胎、胎儿生长受限、胎儿宫内窘迫、胎盘功能不足等不良妊娠。典型的抗磷脂综合征流产常发生于妊娠 10 周后，但也可能发生得更早。它可作为预测妊娠是否会流产的一种较为敏感的指标，为流产的早期诊断和治疗提供重要的实验依据。因此，抗心磷脂抗体阳性不孕症的发病实质是由于微血栓的形成而导致不孕，相当于中医理论的瘀血内停，故中医认为抗心磷脂抗体阳性患者的病机本质是肾虚血瘀。临床上许多中医医家积累了丰富的临床经验，认为治疗以活血化瘀为主，方药多用四物汤、桃红四物汤加减，常用药物有当归、川芎、鸡血藤、丹参、赤芍等。

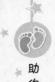

小子宫能怀孕吗

　　子宫小于正常大小，医学上称为"子宫发育不良"。这样的患者常伴有月经稀少、停经或闭经。"子宫发育不良"主要由内分泌功能不良所致。特别是卵巢功能障碍引起雌、孕激素分泌不足也会造成子宫发育不良。而卵巢功能障碍除了会使子宫发育不良外，更会使患者不排卵或者黄体功能不全。诊断"子宫小"应使用科学方法。B 超测量子宫体的长、宽、厚分别低于 5 厘米、4 厘米、2 厘米者，才能诊断为"子宫发育不良"。在临床实践中，有不少患者经精确测量后摘掉了"子宫小"的帽子。

　　已确定为"子宫发育不良"的患者，除个别属先天发育障碍而难以治疗外，绝大部分患者都能有较好的治疗效果。因此，要取得较好的疗效，还需确定子宫发育不良是否是先天发育上的障碍。排除先天原因之后，即可采用中西药加以治疗。

　　中医认为肾为先天之本，元气之根，主藏精气，是人体生长、发育和生殖的根本。女性发育到一定时期，肾气旺盛，肾中天癸充实，就会有正常的经、孕、产、乳的功能。子宫发育不良与肾虚和冲任不调有关，往往由于先天不足，后天发育期营养不良，或久病不愈导致肾气虚弱，肾精不足，冲任气血衰少，胞宫失养而发育欠佳。中医称之为"全不产"或"无子"。中医治疗子宫发育不良，有良效。

　　常用的治疗子宫发育不良的中药有紫河车、大熟地、当归、女贞子、枸杞子、五味子等，并根据辨证阳虚者，加附子、淫羊藿、淡苁蓉，寒甚者加附子等。临床上还应根据患者的具体情况审证求因，辨证论治。

中医对男性不育症有帮助吗

　　答案是肯定的。中医学对男性不育症的认识已有数千年的历史，公元前11世纪的《山海经》记载："幼鸟，食之宜子孙；鹿蜀，佩之宜子孙。"中医认为肾藏精，主生殖，肾的精气盛衰直接关系到人的生殖功能和生长发育。精子的生成是先天禀赋与后天充养共同的结果，脾胃健运则后天化生之力充沛，有利于精子的生成；肝主升发、主疏泄，肝的升发之性不足则影响精子的生机和活力，情志抑郁，肝的疏泄失调则影响精子的正常排泄。脾主运化，肝主疏泄，肾主藏精，故脾胃虚损，肝气郁结，肾之精气化生不足而致精子活力下降及精子施泄异常，因此脾肾亏虚、肝郁、血瘀相互作用是本病的主要病机，其中肾虚是其根本，而肝郁、血瘀为标，治疗以补肾为主，兼顾肝脾二脏。动物实验与临床实践充分表明，中医药治疗男性少精、弱精、畸形精子过多及其他免疫性不育有着很好的疗效，而且无副作用，耐受性好。常用方子有：五子衍宗丸、逍遥散、知柏地黄丸、肾气丸等。

中医对男性少弱精子症的治疗

　　中医学将少弱精子症的病因归纳为先天禀赋不足、情志所伤、饮食不节等，而随着社会的发展，最关键的原因在于生活方式的改变和环境污染。临床所见患者大多有长时间伏案工作，或缺乏运动，或工作生活压力大，或熬夜、饮酒等不良生活史。中医认为：少弱精子症与肝、脾、肾三脏关系最为密切。首先脾主运化，为后天之本，精子的生成是先天禀赋与后天充养

中医帮忙

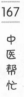

共同的结果，脾胃健运则后天化生之力充沛，有利于精子的生成；肝主升发、主疏泄，肝的升发之性不足则影响精子的生机和活力，情志抑郁，肝的疏泄失调则影响精子的正常排泄，肾为先天之本，主藏精，肾精不足一方面影响精子质量，另一方面会导致精子施泄异常。

中医强调从肝、脾、肾三脏入手，调理气、血、津、精、神，常用方剂有五子衍宗丸、逍遥散等；肝郁甚者在运用柴胡、白芍时加香附、郁金等；肝血虚者配四物汤；脾虚者重用炒白术、茯苓，再加党参、炒谷芽、建曲等；肾精亏虚者重用覆盆子、枸杞子、菟丝子或熟地黄配砂仁等。除脏腑辨证加减外，还需根据患者的精液分析报告来加减。如少精者多加填精补肾药，如菟丝子、覆盆子、熟地黄、枸杞子、沙苑子等；弱精者、精子活动能力差者可少加温阳之品，如仙茅、仙灵脾、巴戟天等。精子畸形数目过多者加活血行气药，如荔枝核、桃仁、延胡索、红花、川芎等，严重者可加虫类药物，如地鳖虫、全蝎等。同时，强调在服用药物的同时还需做到适当运动、生活规律、心情舒畅，饮食方面忌生冷辛辣油腻，以及戒烟酒。对于长期面对电脑的工作者，需定时休息、适当运动。治疗期间，每月可做 1 次精液分析检查，大多数患者于服药 1 个月后精子质量便会改善，少数于服药 2 ~ 3 月后有改善。待有效后仍需坚持服用，每周可服 4 剂。

精液不液化的中医治疗

精液液化异常是指在射精后至少半小时精液不能完全液化或超过一小时方开始液化的现象，它包括精液不液化及精液液化迟缓，习惯上统称为精液不液化。

精液不液化的常见原因是精囊炎和前列腺炎致前列腺分泌的纤维蛋白溶解酶不足、微量元素（镁、锌等）缺乏、先天性前列腺缺如等。一般认为，前列腺和精囊的分泌物参与了精液的凝固与液化过程，精囊产生的凝固因子引起精液凝固，而前列腺产生的蛋白分解酶、溶纤蛋白酶等精液液化因子使精液液化。一旦精囊或前列腺发生了炎症，可使以上因子的分泌发生障碍，造成凝固因子增多或液化因子减少，形成精液不液化症。

精液不液化使精子活动受限，减缓或抑制精子进入子宫腔受精而引起不孕症。精液黏稠度增高，将影响精子活力和存活率。同时精液中所含蛋白溶解酶可使稠厚的宫颈黏液液化，因此，精液黏稠度增高也会影响精子穿透宫颈黏液的能力，导致不孕。

众所周知精液不液化是导致不孕不育的原因之一，那么，如何治疗精液不液化？中医认为，精液不液化的原因在于肝肾。如阴虚则生内热，耗伤精液；或元气衰微，肾精亏损；或肝郁化火，扰动精室，皆可影响精液的正常液化，从而引起不孕。精液不液化多由寒凝、热烁、痰阻、血瘀所致，中医运用辨证施治原则治疗精液不液化。

研究认为精液不液化和缺锌有极大关系。缺锌时要及时补充，单靠食物补充不全面，也补充不及时，这也是为什么平时虽多吃含锌食物也缺锌的原因。

平时饮食补锌，宜多食粗面粉、豆腐等大豆制品、牛肉、羊肉、鱼、瘦肉、花生、芝麻、奶制品等食物。含锌丰富的食物有：海鲜、蘑菇、鸡蛋、大蒜、银杏等。等身体不缺锌和没有症状时，多注意饮食就可以了。

专家指出，男性患精液不液化会严重影响生育，患者除查明病因积极治疗外，在饮食上也可以适当调整，起到辅助治疗的目的，以下两种治疗精液不液化的饮食疗法供参考：

▲青虾炒韭菜：韭菜 100 克洗净，切段，青虾 250 克洗净，先以素油炒青虾，再加韭菜煸炒，嫩熟即可食用，宜常食。

▲益气健精汤：山药 20 克、人参 15 克与骨头等一起煲汤。

精液不液化需要注意的生活细节

精液液化不良是临床常见的现象，也是男性不育的常见原因。除了进行药物治疗之外，还需要注意生活中的一些细节。

要注意科学饮食

对于一些感染因素导致的精液液化不良，比如精囊炎或者是前列腺炎导致的，患者往往有一些泌尿系统感染的症状，出现诸如尿疼、尿频、尿急、小腹下坠等症状。这些表现，从中医的角度分析，往往属于"阴虚火旺"，阴虚是指肾阴虚，而火旺为内热造成虚火上炎，火热煎熬阴液，水分耗散，故发生黏稠的结局。这种情况下，应该避免辛辣、刺激的饮食。

少食油腻之品

对于部分精液液化不良的男性，中医辨证为湿热下注者，多出现尿黄赤、气味大、大便恶臭、口苦、舌苔腻等，除了不宜吃辛辣食品之外，还不能过多食用肥腻食品，有烟酒嗜好者，最好暂时戒除，因为湿热过重往往是造成精液粘稠的重要因素。此外，中医辨证部分精液不液化者为痰瘀阻滞、体虚湿重，诸如肥胖、头晕、体重等，更不宜食用油腻的食物。适当多吃蔬菜、水果是非常重要的。

不宜滥用补药

在湿热比较重的时候，千万不可滥用补药。中医讲的热与湿，都是实证，只有虚证才可以使用补药，如果不辨证施治，一概使用补药，往往会加重病情，不仅液化不能改善，反而会加重。是不是需要补，是不是需要中药治疗,都应该在大夫的指导下进行,滥用中药往往会添乱。

精液不液化患者在生活中要注意休息,生活规律,戒烟禁酒,尽量少喝可乐、咖啡,建议多食用西红柿、西瓜、羊肉、韭菜、贝壳类海产品。

中医能治疗男性抗精子抗体(AsAb)阳性吗

男性抗精子抗体是男性生殖免疫异常的一种,AsAb 的产生,可以诱导细胞免疫反应,使精子在产生、成熟和生殖道运行过程、受精乃至着床过程受到致敏 T 细胞的攻击,从而抑制精子活动,干扰精子运行,阻碍精子穿透,干扰受精或阻断着床及胚胎发育。

现代医学的免疫概念,在中医属于“邪正相争”范畴,中医认为“正气存内,邪不可干”,正气虚弱,则邪气得以侵入,扰乱人体各种生命活动,故中医认为病变在肝肾,病因以正虚为本,损伤、感染为标,病机为正虚邪恋,常用药物有当归、黄芪、香附,以补气养阴,枸杞子、益智仁、菟丝子、鹿角霜可滋阴补肾,黄芩、甘草、蒲公英等有清热解毒作用。以上这些药物均对免疫功能有双向调节作用,有助于机体自身免疫功能的稳定。

中医药膳

中医《黄帝内经·素问·藏气法时论》篇曰:“毒药攻邪,五谷为养,五果为助,五畜为益,五菜为充,气味合而服之,以补精益气。”正是基于《黄帝

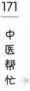

内经》这一理论，将治疗与药膳结合，即借药膳益母养胎，以养疗并重，其特点在于"四因制宜"，即因证、因人、因时、因地施膳。

"因证施膳"，即辨证施膳。如脾虚者多选用党参、黄芪、山药、莲肉、大枣、龙眼肉等健脾益气之品，食材则在瘦肉、大骨、鸡、鸡蛋、鲫鱼、鲤鱼、黑豆、鲜菇中任意选用；肾虚者多选用石斛、黄精、枸杞子、制首乌、桑葚子、肉苁蓉等滋阴补肾药物，食材则在乌鸡、家鸭、鸭蛋、瘦肉等中选用；腰酸痛、阴道分泌咖啡样物甚至出血者可加用苎麻根或艾叶等；腹胀、恶心者可加用苏梗、砂仁等。强调勿用大寒、大热、太燥、滋腻、淡渗、有毒之品。用药，以养胎安胎保胎。

"因人施膳"，表现在给予药膳时还要结合患者体质进行考量，因人而异。如胖人多痰湿，少用肥甘厚腻之药；瘦人多虚火，少用温热香燥之药。年轻或好动者药膳用量可适当增加；年长而好静者以及素体脾虚者用量宜轻，或少食多餐。无论胖瘦老少，均以选用甘平、甘凉之品为主，禁用温热动血之品，特别是牛、羊、狗肉等不宜。

中国地大人多，东西南北温差、光照、湿度差异较大，饮食习惯也不一样。因此，对于来自少雨、干燥环境的北方患者，多给予滋润之品，适当温补；而对于身处多雨、潮湿地区的南方患者，则每每给予清淡之品，适当燥湿。

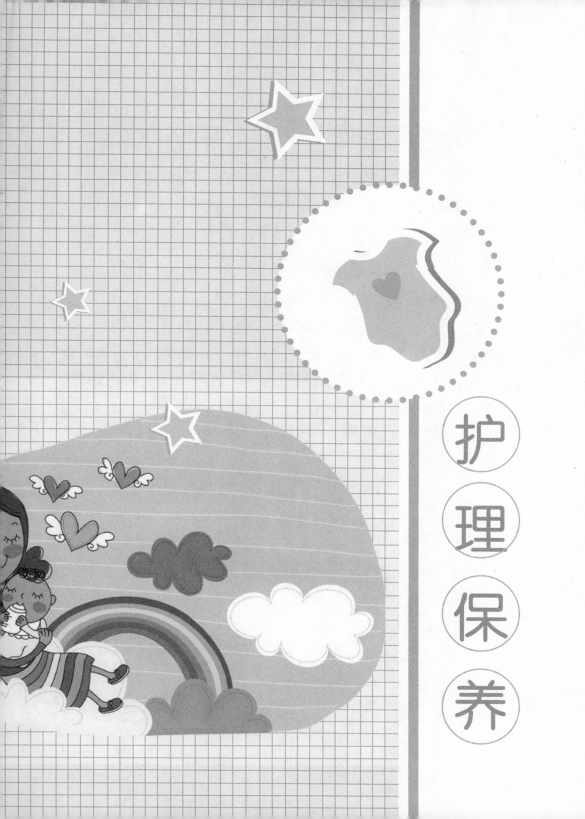

护理保养

黄体酮肌肉注射产生硬结怎么办

黄体支持是辅助生殖技术的常规治疗，黄体支持的药物及给药方式虽多，但是受经济等因素的限制，肌肉注射黄体酮仍然是最常用的给药途径。黄体酮为油剂，肌肉注射后局部皮肤会产生硬结，是临床常见的并发症。

产生硬结的原因

（1）药物因素。黄体酮注射液为油性，特点是油分子颗粒表面张力大难以被溶解，组织吸收慢，易造成药液在组织内堆积，难以扩散。

（2）操作因素。在同一部位反复注射、注射深度不够、注射时推药速度过快等技术性问题。

（3）患者因素。长期卧床，血液循环差的患者以及体质差的患者、肥胖者在肌肉注射黄体酮后容易产生硬结。

（4）心理因素。恐惧、紧张等情绪会造成肌肉痉挛，使药物不易吸收。

 ### 黄体酮肌注后硬结案例

周女士，31岁，临床诊断为多囊卵巢综合征，曾经2次流产。这次怀孕后，医生予黄体酮肌肉注射（每天2支）。从注射的第5天起，周女士的臀部就出现发红、肿胀、硬块以及疼痛感。医生嘱其局部热敷，让她将土豆切片每隔两小时敷一次，并更换注射部位，第7天起红肿稍有减退，医生建议予中药配方三黄散热敷，一周后红肿等症状明显消退。

预防措施

（1）黄体酮为深部肌肉注射，技术要求较高，故一定要到正规诊所注射，不可在家自行注射。

（2）护理人员掌握药理作用，掌握正确肌肉注射技巧，深部肌肉注射；选择合适的针头，避开红肿硬结、瘢痕部位注射。

（3）更换注射部位：遇需长时间注射的患者可选用臀肌、股外侧肌、上臂三角肌等部位交替注射，避免反复穿刺同一部位。

（4）保持情绪稳定。

治疗方法

（1）温水局部热敷。在肌注 2 ～ 3 小时后进行热毛巾外敷，因为肌注后针眼需 2 ～ 3h 才能完全闭合，如果注射后立即热敷，有害微生物易从针眼侵入，造成红肿痒痛等炎症反应。热敷时间为 30 ～ 60 分钟/次，2 ～ 3 次/天。

（2）硫酸镁湿热敷。60 ～ 70℃水 100ml 加入 50g 硫酸镁，搅拌均匀，用纱布或毛巾浸湿，拧半干，热敷于硬结处，3 ～ 5 分钟更换一次，持续 20 ～ 30 分钟，一天 3 ～ 4 次，配合按摩效果更好。

（3）土豆外敷。土豆中含有多种人体必需的氨基酸，可改善免疫功能，清除有毒自由基，促进损伤细胞修复，保护皮肤免受炎症侵害，同时可降低传导痛觉纤维和纤维细胞的兴奋性，从而发挥镇痛作用。可将新鲜土豆洗净切片，削成 0.5 ～ 1.0cm 厚度的比硬结处略大的片，敷在硬结处，然后用胶布固定。坚持每晚贴敷，此法有消炎、止痛、活血消肿的功能且疗效显著。

（4）可将新鲜鸡蛋清倒入消毒棉球，敷于硬结处，盖上纱布，用胶布固定，一天一次，数日见效。

（5）根据硬结大小，取鲜仙人掌一片，去皮，贴于硬结处，用胶布固定，24 小时换一次。

（6）局部照射红外线。这对局部皮肤组织的红肿、疼痛、硬结有效，此

护理保养

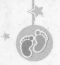

较安全,且起效快。每日 2 次,每次 30 分钟。

（7）中药外敷法。因大黄有活血祛瘀作用,芒硝外用能清热消肿,故对于硬结大、坚硬者,可采用中药大黄 50g、芒硝 50g 烘干研成末,然后加醋外敷于硬结处。

子宫输卵管造影术前后注意事项

（1）造影时间：一般选在月经干净后 3 ~ 7 天；

（2）术前尿 HCG 检测排除早孕；

（3）术前阴道 B 超检查卵巢情况；

（4）术前妇科检查、阴道分泌物检查,确定无生殖道炎症；

（5）术前正常饮食,禁止同房；

（6）行造影前排尽大小便,以免肠道内气体及充盈的膀胱影响图像质量；

（7）行造影术后禁房事、盆浴半个月；有阴道出血,超过半个月,应延长禁房事时间至少一个月,直至下次月事干净。

（8）术后多喝水；

（9）造影结果报告及时交给医生看诊；

（10）术后口服抗生素,预防宫腔感染；

（11）术后少量出血属正常现象,如异常出血需及时就诊。

宫腔镜检查术前后注意事项

（1）月经干净 3 ~ 7 天后不同房；

（2）术前白带常规检查、妇科检查、B超；

（3）签署宫腔镜手术知情同意书，定手术时间；

（4）根据个人情况可选择局麻或全麻；

（5）全麻术前需禁饮食 6 ~ 8 小时；

（6）手术当日需有家人陪护，还需准备卫生护理用品（卫生巾）以备术后少许流血污染衣裤；

（7）手术当日开始应用抗生素，具体用法遵从医生嘱咐；

（8）术后休息 1 ~ 2 小时后缓慢坐起，无头晕后方可下床；

（9）手术当日可自带食品，术后听从医护人员嘱咐方可进食营养丰富的软食，减少刺激性食物的摄入；

（10）术后可能会头晕、恶心、呕吐，下腹可能会有隐痛，休息后症状可好转，经医生同意，无不适方可回家。如剧痛难忍，或有阴道流血，要告知医护人员，必要时去医院就诊；

（11）术后禁止性生活，禁止盆浴 1 个月，防止感冒，注意休息。大部分情况下 7 个工作日后可取病理报告给医生看诊。

卵巢的保养

卵巢掌管着排卵和制造雌激素的任务，卵巢功能异常的女性，可能出现月经紊乱、不孕、衰老、提前绝经等症状，整个人看上去干涩枯黄，毫无性感和魅力可言。

保养卵巢除了定期做妇科检查排除疾病以外，日常生活要注意以下几点：

（1）保证充足的睡眠。在日常生活中，女性应该养成早睡早起的好习惯。只有充足的睡眠才能让女性的各项生理机能保持正常，从而保证卵巢的正常功能。除此之外，平时要养成午睡的习惯，适当的午睡不仅能够保证睡眠时间，同时还能有效延缓卵巢衰老。

（2）加强自身的保健。适当加强运动，持之以恒，循序渐进，这有利于促进新陈代谢及血液循环，延缓器官衰老。

（3）注意营养均衡。新鲜的蔬菜、水果中富含维生素 C 和维生素 E，每日适当补充可以增强人体抵抗力，减少疾病的发生，同时需注意补钙。

（4）维持和谐的性生活。和谐的性生活可以使人增强对生活的信心，精神愉快，缓解心理压力，对卵巢功能和内分泌均有益处。

（5）调节好情绪。人体的器官在正常情况下，与神经内分泌一起维持人体机能正常的生理功能。一旦女性的情绪或者心理出现明显的变化，就会直接影响神经内分泌。所以，大起大落的情绪不利于卵巢保养。女性朋友在日常生活中应该懂得缓解各方面的精神压力，这样才能让自己的情绪一直保持在平和的状态，以免刺激卵巢功能。

（6）积极做好避孕。人流对女性卵巢的伤害非常大，所以要特别注意做好避孕工作，避免人流。这是由于人流后女性都会不同程度地出现内分泌失调的情况，长期如此便会导致卵巢功能异常，最终导致卵巢功能不全。

（7）补充雌激素。有特殊需要的女性，应该在医生的指导下，根据自己的身体状况适当补充雌激素。除了通过药物来补充雌激素之外，平时还可以多吃些富含有雌激素的食物，比如花粉、蜂王浆、豆制品等，这些食物中的雌激素都能够有效地帮助卵巢恢复到正常的状态。值得一提的是，通常只有围绝经期的妇女需要补充激素替代治疗，生育年龄的妇女不需要进行额外的补充。

（8）勿轻信美容院、养生馆推荐的卵巢保养服务。卵巢的生物钟就像人类的寿命一样，是无法逆转的，通过按摩、保养的手段很难延缓衰老，并且用于卵巢保养的药物中如果掺杂有激素成分，可能会导致对激素敏感的疾病或肿瘤发展和恶化。女性要改善内分泌功能，延缓衰老，应该到正规的医院进行必要的检查和治疗。

保护卵巢的食物

1. 维生素 C 和维生素 E

健康专家指出，如果每天服用 90 毫克的维生素 C 和 30 毫克的维生素 E，患卵巢癌的概率就会减少 50%。日常生活中可以吃一些含有维生素 C 和维生素 E 丰富的食物，例如西红柿、莴苣、番茄、小麦胚芽油、玉米油、花生油以及柑橘等。

2. 叶酸

增加摄入富含叶酸的食物，可降低女性卵巢癌的发生率。研究发现，常吃富含叶酸食物的女性，其发生卵巢癌的概率比很少吃叶酸食物的女性减少 74%。叶酸是一种水溶性的维生素 B，富含于绿色蔬菜、柑橘类水果及全谷类食物中。

3. 高钙饮食

数据显示，每日摄取含钙量高的食物的人比摄取钙质不足的人卵巢癌发生率低 46%。含钙高的食物有牛奶、奶酪、鸡蛋、豆制品、海带、紫菜、虾皮、芝麻、山楂、海鱼、黑芝麻、海带芽等。

缓解痛经的几个方法

痛经是指女性在经期及前后，出现小腹或腰部疼痛，甚至痛及腰骶的一种现象。据统计，每十个女性当中就有八个有不同程度的痛经。随月经周期而发，严重者可伴恶心呕吐、冷汗淋漓、手足厥冷，甚至昏厥，给工作及生活带来影响。下面介绍几种缓解痛经的方法。

腹部按摩法

仰卧于床，先将双手搓热，然后自己将双手放在下腹部，先由上至下按摩 60 ~ 100 次，再从左至右按摩 60 ~ 100 次，最后顺时针转圈按摩 60 次，以局部皮肤红润为宜，每日早晚各一次。

穴位按摩法

（1）按摩三阴交穴

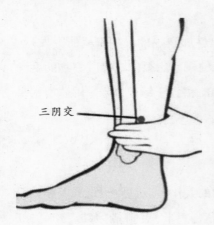

位置：在内踝尖上 3 寸，胫骨内侧缘后方。

方法：用左手拇指指腹揉捻右三阴交穴，有酸胀感为宜，1 分钟后再换右手拇指指腹揉捻左三阴交穴 1 分钟。

功效：具有交通心肾，引火下行的作用，对所有妇科疾病疼痛均有缓解作用。

（2）按摩太冲穴

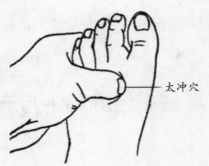

位置：足拇趾与第二趾之间。

方法：用左手拇指指腹揉捻右太冲穴，有酸胀感为宜，1分钟后再换右手拇指指腹揉捻左太冲穴1分钟。

功效：具有疏肝止痛的作用。除可治疗痛经，还能治疗多种妇科疾病。

（3）按摩子宫穴

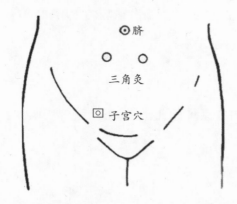

位置：脐下正中一横掌处（脐下4寸），左右旁开四横指（旁开正中线3寸）的距离各有一点即此穴。

方法：双手食指、中指同时按压住两旁子宫穴，稍加压力，缓缓点揉，以酸胀为度，操作5分钟，以腹腔内有热感为最佳。

功效：刺激子宫穴是直接针对女性生殖器的调理手法，疗效显著，具有活血化瘀、理气止痛作用。

（4）按摩血海穴

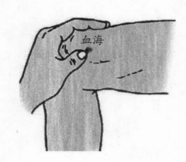

护理保养

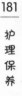

位置：屈膝，在大腿内侧，髌底内侧端上 2 寸，股四头肌内侧头的隆起处。即坐在椅上，将腿绷直，在膝盖内侧会出现一个凹陷的地方，在凹陷的上方有一块隆起的肌肉，肌肉的顶端就是血海穴。

方法：两个大拇指重叠按压这个穴位，尤其多刺激左腿穴位。如果在腰上放一个暖水袋效果会更好。

功效：具有引血归经、治疗血分诸病的作用，能够缓解月经期的小腹疼痛。

药物外敷法

将川乌、草乌各 5 克共研细末，再用葱汁、蜂蜜调敷下腹痛处 2 ～ 3 小时。每日 1 次。

食疗方法

鸡蛋当归姜汤：鸡蛋 1 枚、当归 15 克、干姜 5 克、红枣 15 克（去核）、陈皮 5 克、米酒 20 毫升。将当归、干姜、陈皮加水煮沸 30 分钟，去渣，将鸡蛋打散和米酒红枣放入药汁，再煮沸至红枣烂，饮汤吃蛋、枣。主治气血虚弱型痛经。

姜艾薏苡仁粥：取干姜、艾叶各 10 克，薏苡仁 30 克。将干姜和艾叶一起用水煎煮，取汁备用，再将薏苡仁煮至八成熟时，加入药汁煮至粥熟。每日一到两次，连续三天。适用于寒湿凝滞型痛经。

山楂桂枝红糖汤：取山楂肉 15 克，桂枝 5 克，红糖 30 ～ 50 克。将山楂肉、桂枝装入瓦煲内，加清水 2 碗，用文火煮至剩 1 碗水时，加入红糖，调匀，再煮沸即可。每日一次，连续一周。适用于妇女寒性痛经症及面色无华者。

如何缓解痛经因人而异，哪种方法更适合要根据自己的情况而定，必要时可到医院请医生指导。

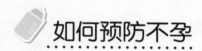# 如何预防不孕

随着不孕症发生率的逐渐提高，预防不孕症的发生就显得非常重要。积极预防及早发现引起不育不孕的原因和疾病对于防治不孕不育具有重要意义。

1. 普及性知识及受孕原理

提倡健康的性生活方式能减少疾病的发生，尤其是减少性器官炎性疾病的发生，为妊娠创造有利条件。

2. 积极预防和治疗生殖器官炎症

阴道、宫颈的炎症可以影响精子的活动从而造成不孕，同时也可以向上逆行感染引起子宫内膜炎、输卵管炎和盆腔炎。在急性期，如能得到彻底的治疗就不会变成慢性盆腔炎和输卵管梗阻。男性患腮腺炎往往会引起睾丸炎，如能及早治疗，注意休息，可避免睾丸炎的发生以及由此引发的不育。

3. 保持愉快心情，减少精神紧张

生儿育女是人生的大事，但有时过于急切，反而会引起不孕。特别是高龄者或结婚数年未孕者心情更加紧张，从而干扰了神经内分泌功能，影响受孕。因此切忌急躁、自卑及精神紧张。

4. 做好避孕，避免人工流产

人工流产手术可引起生殖器官的损伤和感染，严重者会导致输卵管炎、子宫内膜炎、宫腔粘连等，从而引起不孕。

5. 注意自我保护

某些从事接触放射线和有毒物质等特殊工作的人员，应认真采取措施，自我保护，使不孕的因素降到最低限度。另外要养成良好的生活习惯，避免长期穿紧身裤，积极参加体育锻炼，增强体质。

 情绪和怀孕成功有没有关系

答案是肯定的。现代社会竞争激烈，不少职业女性工作压力很大，经常熬夜加班，精神处于紧张状态；有的是家中老人抱孙心切，不断"逼孕"，还有的女性由于身边同事、好友的过分"关切"，搞得更加焦虑；而对于数次试孕失败的女性更容易产生失落、压抑、孤独等不良情绪，觉得在家人、朋友面前抬不起头来，有意回避一些社交场合，夫妻感情和家庭关系发生微妙的变化，甚至对生活失去兴趣，尤其对性格内向的女性来说心理压力更加明显。

据统计，我国有超过8%的女性因为不孕症而遭到家庭和社会的双重歧视，再加上来自生活和工作各方面的压力，导致部分原本能够自然生育的女性失去做母亲的机会。

科学研究表明，当人情绪抑郁、心烦易怒时，刺激中枢传入神经通路，激活下丘脑 — 垂体神经细胞，影响卵巢性腺激素的分泌，最终影响卵泡的生长、发育、成熟和排卵。高度心理压力还会使一些神经介质分泌出现异常，造成子宫、输卵管的收缩或蠕动功能紊乱，导致胚胎不能顺利着床。越是紧张就越难怀孕，形成恶性循环。

精神压力与受孕成功率是成反比的。美国加利福尼亚大学的研究表明：多数处于压力之下的女性在为期5年的治疗结束时怀孕的可能性比完全放松的女性要低 93%。

如何疏导不良情绪

（1）对怀孕的成功率要有正确认识，不要过于患得患失。古希腊哲学家埃匹克迪特斯有句名言："人不是被事情本身所困扰，而是被自己对事情的看法所困扰。"人之所以生活在焦虑、烦恼当中，是被思考、思维所控制，忘不掉过去，担心未来，不能积极地去面对现有的问题。所以要放松心情，积极面对人生，朝着目标前行，即使失败也不后悔，因为至少努力过。

（2）转移注意力。备孕期间可以正常工作、学习、生活，读书看报，养花养草，与亲友交流心情，以保持乐观的精神状态。另外，瑜伽、冥想等都是不错的舒缓心情的自然疗法。

（3）家人共同努力。生孩子不是妻子一个人的事，丈夫要给妻子贴心的关怀和鼓励，在她沮丧难过的时候给予安慰和支持，夫妻之间应该相互鼓励，增加信心，不能相互埋怨，相互责备。

（4）如果选择辅助生育，可以不告诉周围的亲戚同事。因为出于关心，他们会时常关心你的成功与否，你不得不花时间和心情向他们解释，反而会给自己带来更多的压力。

参考文献

1. 谢幸，苟文丽主编．妇产科学．第 8 版．北京：人民卫生出版社，2013

2. 陈建明．实用不孕不育诊断与治疗．广东科技出版社，2013

3. 张建平．流产基础与临床．人民卫生出版社，2012

4. 马彩虹，乔杰．生殖医学微创手术学．北京大学医学出版社，2012

5. World Health Organization.WHO laboratory manual for the examination and processing of human semen.(fifth edition)

6. Saad A K Amer.Polycystic ovarian syndrome:diagnosis and management of related infertility .Obsterics,Gynaecology and Reproductive Medicine，2009，19(10):263-270.

7. Dr Trevor G Cooper 主编，世界卫生组织人类精液检查与处理实验室手册．第五版．人民卫生出版社，2011

8. 乔杰主编．生殖医学临床指南与专家解读．人民军医电子出版社，2014

9. 刘平，乔杰主编．生殖医学实验室技术．北京大学医学出版社，2013

10. 陆金春，黄宇烽，张红烨主编，现代男科实验室诊断．第二军医大学出版社，2009

11. 黄荷凤．现代辅助生育技术，人民军医出版社，2003.9

12. 郑修霞．妇产科护理学，人民卫生出版社，2009

13. 杨建勇，陈伟主编．介入放射学理论与实践．第 3 版．北京：科学出版社，2014

14. 陈春林．妇产科放射介入治疗学．人民卫生出版社，2003

15. 子宫输卵管超声造影,主编王莎莎,军事医学科学出版社

16. 产科超声检查,名誉主编王晨虹,编著李胜利,人民军医出版社

17. 男科常见病专家问答,王国耀主编,北京科学出版社,2015年

18. 医学衷中参西录,张锡纯,山西科学技术出版社,2009年

19. 实用生殖医学,李力,乔杰,人民卫生出版社,2012年

20. 傅青主女科,清傅山编著,中国医药科技出版社